Think more to eat wisely

京虎子说：

这么吃才科学

京虎子 著

清华大学出版社
北 京

图书在版编目（CIP）数据

京虎子说：这么吃才科学/京虎子著. —北京：清华大学出版社，2017
ISBN 978-7-302-47135-6

Ⅰ. ①京…　Ⅱ. ①京…　Ⅲ. ①食品营养－基本知识　Ⅳ. ①R151.3

中国版本图书馆 CIP 数据核字（2017）第 118515 号

责任编辑：胡洪涛　　王　华
封面设计：施　军
责任校对：刘玉霞
责任印制：宋　林

出版发行：清华大学出版社
　　　　网　　　址：http://www.tup.com.cn，http://www.wqbook.com
　　　　地　　　址：北京清华大学学研大厦 A 座　邮　　　编：100084
　　　　社 总 机：010-62770175　　　　邮　　　购：010-62786544
　　　　投稿与读者服务：010-62776969，c-service@tup.tsinghua.edu.cn
　　　　质量反馈：010-62772015，zhiliang@tup.tsinghua.edu.cn
印 装 者：三河市铭诚印务有限公司
经　　销：全国新华书店
开　　本：148mm×210mm　　印　　张：8.25　　字　　数：193 千字
版　　次：2017 年 8 月第 1 版　　　　　　印　　次：2017 年 8 月第 1 次印刷
定　　价：45.00 元

产品编号：075362-01

Contents 目　录

01 生活的态度

我们的生活在很大程度上取决于我们的父母。

有一句话叫作"投胎是个技术活",说得很对，因为越来越多的证据表明基因对疾病影响的比例相当大。这个很容易理解，没有爹妈就没有我们，爹妈的那些基因问题也遗传给了我们很大一部分。当然有些基因的问题是后天的，有母亲怀孕的时候的生活习惯和环境因素的影响，以及我们小时候饮食和环境影响，导致基因表达的问题等，这些说白了也是父母的责任。此外是我们自己的生活习惯和环境影响，起码生活习惯在很大程度上受父母生活习惯的影响，这也有父母很大的责任。因此，拥有什么样的父母，在很大程度上决定着健康和寿命。

但是这种"技术活"是没有办法学会的，我们只能认了，父母给我们生命，也有可能给我们一些不好的基因，如果有所谓宿命的话，这就是我们的宿命。

我父亲在遗嘱里提到家族的肿瘤问题，上一辈有几位得肿瘤，他这一辈也有几位得肿瘤，要我们兄弟俩多加小心。这种一个家族两代人患肿瘤的现象叫做家族性肿瘤，生活习惯的影响可能性高。不管是遗传因素还是生活习惯，都不能掉以轻心，所以我已经做过两次肠镜，起码能够在结直肠癌上做好早期诊断和预防。

我母亲这边也好不到哪里去。我小时候印象很深的一件事，是夜里常常听到母亲在喘，母亲中年的时候哮喘很严重，所以我就一直患湿疹。母亲生下我之后，有几次习惯性流产，到怀我弟弟的时候，老老实实地保胎，结果出现妊娠糖尿病，之后变成了2型糖尿病。母亲那一辈兄弟姐妹基本上不是有高血脂就是有高胆固醇，她则两者都高，于是我也有高胆固醇。

我从父母两边得到的基因看起来都不理想，但这对于我毫无负担，因为母亲给我做出了好的榜样。

除了高血脂、高胆固醇、糖尿病之外，母亲还患骨质疏松症，腿也经常疼，进入老年之后，算是慢性病缠身了。但是，母亲并没有灰心和放弃。

母亲是南方人，喜好甜食，得了糖尿病后还是管不住嘴。她是医生，知道这样是不对的，可是她管不住自己，怎么办？

下定决心，让我弟弟把家里的甜食高高地放在衣橱上，她腿疼，不能登高，这样不就管住了吗？

她老人家坐在沙发上，看着高处的甜食，心里那个思想斗争呀。思想斗争的结果是馋虫战胜了科学，忍着腿疼，踩着椅子上去，拿下来，吃了。

后来呢？后来母亲战胜了馋虫，不仅家里连甜食都见不到了，回国后我发现家里的饭菜实在太清淡。

管住了嘴，还要迈开腿，可是老太太腿疼怎么办？

只能忍着。只要能忍受得住，就会在大院里走，一直走到疼得无法继续，就这样把北京的公园走了个遍。

母亲老了，已经年过八旬，但衰老的速度被她通过努力和坚持减缓了下来。慢性病并没有过多地影响她的生活质量和自理能力，她不需要任何人的帮助，参加老干部的活动、唱京剧，平静、有序而乐观地安度着晚年。

我岳母快90岁了，十几年前，她发现自己有老年痴呆的早期症状，便一直在电脑上玩连连看，天天坚持，虽然智力还在缓缓地减退，但她的思维和生活质量还能保持住。

这两位母亲就是这样用各自的方式和慢性病做斗争。慢性病无所谓治愈一说，战胜慢性病就是不要让慢性病影响你的生活质量和生活自理能力，就是减缓慢性病的进程，为自己多赢得几年、十几年甚至几十年的时间。从这种意义上说，这两位母亲已经成功了，有这样的母亲是我们做子女的福气。

当我们老去的时候，也可能疾病缠身，到了那个时候，向这两位母亲学习，做出自己的努力与坚持吧。

02 大道至简的饮食习惯

　　健康人也好，病夫也罢，都得吃东西，谁让您属于人呢？人们吃东西都有自己的习惯，爱吃这个不爱吃那个，因此就有健康与不健康之说。严格说来，绝大多数人的饮食习惯都有不健康之处，营养专家、食品专家也不例外，别看他们有的人说得头头是道的，实际上未必就比虎老师做得好，这是因为一来虎老师在美国，没条件吃请赴宴，二来虎老师胎里素，活了这么多年依然不认为肉是香的。

　　确实有饮食习惯非常健康来对抗疾病的案例，比如美国一位医学研究领域的教授，活到 58 岁的时候人生发生了变化，不认识人了：

　　——你谁呀？

　　——教授，我是您的博士生呀！

3

——我的学生，是你吗？

教授自己懂，坏了，得了阿尔茨海默病，也就是通常说的老年痴呆了。怎么办？积极治疗，一治就是11年，最终以教授放弃而告终，这病就没治了。心灰意冷之际有了新的招数，教授将饮食习惯改到健康得不能再健康了，两年后，他居然又能工作了。

这是个例呀，不是每个老年痴呆患者都适用。

祖国医学自然是博大精深、瑰丽多姿，但也有人认为中医和西医的差距在于不求甚解，搞不清究竟是哪个药管用，索性就不琢磨了，一下子开一堆药，还衍伸出了"君臣佐使"的理论。而西方人则一直在琢磨研究，这才有了现代医学。其实中国传统文化并非如此不求甚解，《道德经》有一句：大道至简。

饮食健康，最主要的一点就是简单，大道至简。

搜索一些饮食健康的建议，比如吃健康食品，这个食品健康要吃，那个食品健康也不落下，如果全吃了，您得有大象的肚子。可是不全吃的话，少吃哪些呀？难以取舍，索性就不在乎了，健康也好垃圾也罢，随意吧。

有不少专家还是一副给人民当家做主的姿态，推荐得相当具体，这顿饭要用这些原料，如此这样做出来才健康。还有我一直反对的杂粮粥，有哪项研究证明非要这么搭配才是吸收营养的最佳途径？少一两样能坏到哪儿去？

真正靠谱的推荐是按类别推荐的，多吃水果蔬菜，而不是一定要吃下列若干种。多吃豆类，而不是把以下几种豆子都放在一碗粥里。杂粮粥本身脱离了基本营养成分的原则。

均衡饮食，说的是在一天甚至一周之内均衡地吸收各种营养成分，而不是在一顿甚至一碗粥里把该吃的都吃了。人体没有那么脆弱，这顿少吃了下顿可以补回来，今天没吃明天吃了也不晚。杂粮粥这种东西是把本来很简单的均衡饮食搞复杂了。

此外就是食谱，专家让大家饮食健康，给大家提供食谱。恰恰是食谱把事情搞复杂了，一来不一定容易采购齐全，二来也不一定爱吃，三来更不可能天天吃。如果顿顿机械地照着做，三五天下来，健康不健康不知道，每天照着食谱做饭能把人烦死。

还有能量，弄得人人都跟糖尿病患者似的，计算呀衡量呀，搞得饮食健康越来越无趣，越来越令人无法坚持。

饮食健康要把上面这些复杂的东西全放在一边，侧重于食物的新鲜程度和多样化，不要想着吃很多种健康食物，而是从中选择自己爱吃的。在食谱上，从新鲜的角度找简单易行的做法。从这点开始，渐渐地改变饮食习惯，使得自己的饮食变得既健康又可口。

上面说过，没有人的饮食习惯是完全健康的，实际上很多人的饮食习惯是不健康的。人们希望健康长寿，这样一来就给了骗子生存空间，尤其是养生保健的骗子，专骗老年人，经常有老人去世了，子女一收拾，发现家里的各种保健品价值好几十万。

不上骗子们的当，相信"靠谱"的科普，把书买回来从第1页开始读，读到第25页就睡着了。无心插柳呀，这书治失眠。第二天继续读，不困，可是也读不下去了，这书写的和骗子们写的养生书比较起来，一个是嚼蜡一个是嚼巧克力。再换一本，这本通顺多了，一口气读到250页，收获的感想是饮食健康太难了，可以比照登陆火星的难度，也有人照书上说的雷厉风行样样做到，但两天后就坚持不下去了。

心急吃不了热豆腐，改变自己的饮食习惯也是同样的道理。一口气从不健康改成完全健康，其结果往往是坚持不了多久，或者自欺欺人，有些"营养专家"就属于后者。

微信同学群里一位在中美两地当教授的同学说今天晚饭是杂粮粥加红薯。健康呀，您家明天、后天、大后天晚饭吃什么？老样子呀，米饭炒菜，该怎么吃还怎么吃。怎么不坚持了？杂粮粥不好做，红薯吃不惯呀。

鼓吹杂粮粥的人说得好像天底下除了杂粮粥就没有健康的食物了，鼓吹红薯的人说得似乎天底下除了红薯以外全是垃圾食物了。您家隔三岔五杂粮粥加红薯，一家子肠道气鼓气胀，就这么偶尔健康一顿，是健康的饮食习惯吗？

戒烟要放下屠刀立地成佛，树立健康的饮食习惯则不一定这样，最好的方式是循序渐进。行动起来比不行动好，只要有所改变就会有所收获。不吃杂粮粥，一定要喝大米粥？不喝粥又会如何？就不能改喝水，外加吃块面包？或者吃一盘水果？好的饮食健康科普应该让读者有广泛的选择，否则和推销保健品的又有什么区别？

很多人觉得虎老师吃得健康到都快成仙了，可那是一天一月一年实现的吗？那是虎老师一点一点地改正，好多年养成的习惯，改正一点，习惯一点，然后再改正一点，关键在于养成习惯，养不成习惯，比如我同学今年就吃了一顿杂粮粥加红薯能有什么用？

虎老师从来没有推荐一定要吃这个吃那个，因为健康的选择有的是。任何一点饮食健康的改进都会对身体有好处，哪怕每天少喝一罐可乐，每天多吃一盘水果，每顿少吃一勺盐、一勺糖，只要这些小改善能够成为习惯。

没必要一下子放弃你所习惯并享受的全部不健康饮食习惯，从最容易做到的开始，从今天开始，从现在开始，你所要做的只是很小的一点改善，这样很容易实现，你就有了信心和成功的喜悦，然后再做另外一个小小的改善，坚持下去，早晚有一天，你的饮食习惯就能够从基本不健康变成基本健康。

曾经有一天贴了晚餐的照片，是这么做的：切面煮了，几种蔬菜切了，鸡蛋摊了，然后一锅炒了，加上用烤箱烤了一片鳕鱼。识货的说了：虎老师的鱼、蛋、素齐了。

鱼、蛋、素当然不是每一餐都费尽力气包括这三样，虎老师也就能努力到吃蛋和鱼，吃肉我嗓子眼咽不下去。这一盘是我一个人吃的，没有让老婆动，她有自己那盘，吃完以后两人特客气，这个说，你再吃一点儿；那个说，还是你吃吧。客气的结果是，锅里剩下的装了俩小饭盒第二天分别带饭。这顿晚饭的最大好处是不睡懒觉，天没亮就饿了。

这和大家的意见一致了，这点东西怎么够吃？虎老师除了这盘还吃了什么？

还喝水了。

这就是要说的概念，水是日常饮食的一个重要组成部分，一顿饭有吃进去的主食和水果蔬菜，还有喝进去的牛奶、咖啡或水，喝进去的并不是额外的，而是饭内的。不要说含热量的牛奶了，就是不含热量的黑咖啡和水，也算饭。

之所以这样说，是因为你我都是个大水桶，身体里的水分超过 60%，因为水是人体最需要的成分，因此我们的食物中含量最大的成分就是水，在很多时候我们感觉饿是因为缺水，所以要养成吃饭时喝水的习惯，喝得多自然就吃得少。

虎老师喝水的习惯不是刻意培养的，从小就爱边吃边喝，那年月生水不敢喝，喝凉白开。我这么顿顿喝，老爸就时常回忆起抗美援朝了：那么冰天雪地的，朝鲜同胞吃饭的时候居然喝凉水……

除了水之外，早起喝牛奶。牛奶是好东西，但不能喝太多，一两杯为宜，而且是低脂奶或者脱脂奶，以减少脂肪摄入。咖啡则什么都不加，而且尽量喝脱咖啡因的。除此之外，这饮料那饮料的一概不碰。

关于饮食有很多谣言，比如饭后不能马上吃水果。这个谣言弱智得让人心碎，可是居然还能流传。编这个谣言的肯定是大西北缺少新鲜水果蔬菜的，在世界很多地方，水果是人们的主要饮食成分，就不存在饭后吃水果这个概念，饭里面包括了水果，即便像韩国人那样习惯最后吃水果，那也是吃饭的一部分，吃完水果后才叫饭后。

到此为止，饮食结构还不完善，除了各种食物和水之外，还缺一条：锻炼。

权威机构要求大家有规律地锻炼、勤锻炼，或者每两天一次或者一礼拜五次最好每天一次，但没有一家权威机构要求大家天天吃饭的。为什么？因为用不着。

如今这年月，科技进步，信息发达，结果忙人更多，超负荷运转，天天忙得忘了这个，爽约了那个，可是他们有一位三天忘了吃饭了吗？

因为锻炼太重要了，而且往往是最容易被占用和牺牲的，所以要将锻炼作为怎么也不会被占用和牺牲的吃饭的一个组成部分，这样锻炼就会得到保证。比如我的三餐是这样的，晨起去健身房,回来再吃早餐。午餐包括饭后到室外快走15~30分钟，这快走的时间是计算在我午饭时间之内的，不受其他安排影响，时间不够就早点吃午饭，或者少聊聊天。正因为午饭包括锻炼，所以我基本上不出外就餐，来回路上节省出来的时间就足够锻炼，自己带的饭还健康，一举两得。晚饭就更好办了，不仅包括洗碗擦桌子，还包括收拾屋子，吃完饭楼上楼下随便收拾一下，就达到锻炼的目的了。

从一日三餐到一日三餐加水加锻炼，这就是虎老师的大饮食健康概念。

$O3$ 饮食健康是万能的吗?

提倡饮食健康主要不是为了口腹之欲,因为总体来讲,健康的饮食远远不如不健康的饮食吃得香,不健康的饮食并不是想谋杀你的健康,而是为了让你爱吃多吃,比如因为脂肪的口感非常好,很多饮食中脂肪以各种形式存在,达到让人喜爱的目的,不健康只是这些饮食的副作用。同理,还有糖。目的决定形式,因此饮食服务行业提供的饮食比如餐馆、食堂、快餐等多为不健康的饮食。

人们从上学到工作,有很多年经常吃不健康饮食,直到成家了、有孩子了、人到中年、检查出什么毛病了,才开始注意饮食健康。但习惯已经养成了,吃健康饮食就会觉得一则饿得慌,二来难吃。这两点归根到底是习惯,如果你坚持下去,像虎老师这样,会觉得健康饮食吃得很舒服。比如今天虎老师馋了，把冰箱里的各种水果洗净、切好，倒上两罐活菌酸奶，吃得很爽，当然，是两个人吃。

这就是习惯成自然。

美国爱荷华州的一位高中科学老师（John Cisna）让学生为他制定了一项减肥计划，按照美国食品和药品管理局（Food and Drug Administration，FDA）的建议每天吃 2000 千卡①热量的食物，而且只能吃麦当劳的食物。90 天后，他减去了 37 磅②，坚持到 180 天，减去了 61 磅。结果名利双收，出了一本书，还被麦当劳聘为品牌大使，在美国各地讲演。

麦当劳乐坏了，这说明他家这几年增加健康饮食的方针很有成效，居然从垃圾食物摇身一变成为减肥食物了。也引起很多人效仿，称之为快餐减肥，既能吃自己喜欢吃的食物，又能控制体重。

这个减肥试验证实了每个热量值都有意义（every calorie counts）。尽管不同营养成分产生的热量对身体的意义不一样，但归根到底体重的增减会落实到热量上，主要取决于吃多少，其次才取决于吃什么。那些垃圾食物之所以垃圾，关键在于它们让人们吃得过多，如果能够控制摄入量，就算不能完全洗白，也有其健康的意义。而那些健康食物如果吃得过量，也会走向垃圾化。

---

① 1 卡 =4.186 焦耳。

② 1 磅 =0.454 千克。

但这个试验不足以否定饮食健康的意义。首先，这位高中老师之前是个胖子，即便成功地减肥到 219 磅，体重依然超重。他之所以胖，不外乎是多吃少动造成的，少吃肯定能减肥，如果体重正常或者稍稍超重的人学习他这么吃，未必能减肥。其次，除了限制饮食摄入之外，他还每天走路 45 分钟，也就是说从多吃少动改为少吃多动，还是一种生活习惯的改变。其三，他宣称的胆固醇指标大大下降本身就是减肥的效果。他每天吃的是麦当劳里相对健康的食物，并非仅仅限制热量摄入。吃麦片、沙拉之类为什么一定要吃麦当劳的？自己做会更健康。

这种方法不值得效仿的是，达到短期内减肥是可以的，其长期效果很难说，特别是长期吃这类食物对身体的影响，比如对肠道菌群的影响等都不乐观。

如果我们能够做到尽可能自己准备食物，如果出去就餐尽可能点健康的食物，这就是所谓的健康的饮食习惯，这位高中老师在某种意义上改变了自己的饮食习惯，所以才有这么显著的效果，这才是他的故事的真正意义。

这个故事只是饮食健康这个金币的一面，它还有另外一面，就是一味强调饮食健康能够解决当今大众健康的诸多问题，比如肥胖及各种越来越严重的慢性病？

饮食健康是怎么定义的？

主要靠膳食金字塔及权威机构的推荐，多吃水果蔬菜、多喝水、少吃红肉等。

这些膳食推荐是怎么来的？

美国的膳食推荐是来自疾病预防控制中心（Centers for Disease Control and Prevention，CDC）的全国卫生与营养检查调查（National Health and Nutrition Examination Survey，NHANES），这种问卷调查的方式，已经进行了半个多世纪了，数据被广泛应用在各种健康研究中。

最近发表的一项研究对这种方式提出了质疑，认为数据不准确导致得出错误的结论，误导了公众。这是因为问卷全凭被调查者自己说，那些不准确的数据有记忆模糊的原因，有知道吃得不健康而撒谎的原因，还有对概念不明确的原因，比如吃几杯水果蔬菜，有多少老百姓对杯的定义有明确的概念？问你上星期五吃了几杯水果几杯蔬菜，像虎老师这种吃得比较多的，很难准确回答。

NHANES 是很多大众健康研究的基础，尽管研究人员意识到数据的不准确性，在采样及分析之中进行了校正，但经过校正后究竟能不能体现饮食健康与疾病之间的关联，则很难验证。这篇研究的作者是进行肥胖症研究的，他们的结论是不准确的数据有可能比没有数据还糟糕，他们用监测活动量和尿检的方法，发现肥胖症的主要原因是不活动，而不是从 NHANES 数据分析出来的吃得不健康。

对此，其他专家有不同看法，他们认为有些结论，比如心脏病和脂肪摄入量的关联、体重增加和含糖饮料的关联是站得住脚的。

由此可见，现有的膳食推荐也许是部分正确的，只是过度地强调了健康饮食对人体健康和预防慢性病的作用。这还是美国的官方推荐，中国那种细致到每天的膳食推荐就更不好说了。之所以还得依靠问卷调查，是因为要采集大数据，其他办法也许更准确，但会过于昂贵，无法用在大数据采集上。

有些慢性病和饮食有关，有些则和饮食的关系不大，比如那些有遗传性因素的，不管你饮食健康到什么程度，都不会对这类疾病有改善。还有一些情况有很大的偶然性，也不是能够预防的。就拿肿瘤来说，能够预防的大约在30%。

以前说到的甲状腺功能减退（甲减）的话题，有专家转了一个回帖说靠健康饮食治好甲减了，这是不可能的，即便指标正常也会复发的，甲减得终身服药。那天收到一封私信，"虎老师，想问您一下，甲减可以通过长期锻炼如长跑等锻炼方式治好吗？"甲减不是因为生活习惯不健康造成的，其主要病因是自身免疫病，因此无论你生活习惯到了何等健康的程度，都不会痊愈。

过分强调饮食健康有两个问题，一是让人们对饮食健康信心过度，忽略了其他方面，比如锻炼、作息、筛查等，对慢性病的征兆没有应有的重视，反而误事。二是把饮食健康提到过高的高度，推荐也趋向极端化，除非虎老师这种天生有条件还有毅力的，大多数人无法遵循，索性放弃了，使得饮食健康徒有其名。

饮食健康要从力所能及的角度入手，循序渐进，能改正就好过不改正，不必求全，更不必追求形式。它只是影响身体健康的一个方面而不是全部。

04 每天一碟"彩虹"

随着年龄的增长，对食物的态度也变了。年轻的时候好吃就成了，感官上无所谓。可是现在首先得满足感官，尤其是当切菜板上摆放着若干颜色不同的蔬菜，操刀缓缓地切的时候，食欲总会渐渐地提升到爆棚，味道调料反倒位居其次。家常菜肴，若是没有点颜色，肯定会觉得缺点什么。每当看到微博上有些人贴的饭菜，一桌黑乎乎的毫无品相，都是什么呀！怎么能咽得下去？

说到蔬菜和水果的色彩，就会扯到植物营养素，或者叫植物生化素上。目前已知有几万种植物营养素。植物营养素对于植物来说，有些是为了驱虫的，有些是为了防晒的，还有些不知道是干吗的，也许就是为了招摇吧。

植物营养素的主要特点是什么？是这类东西不

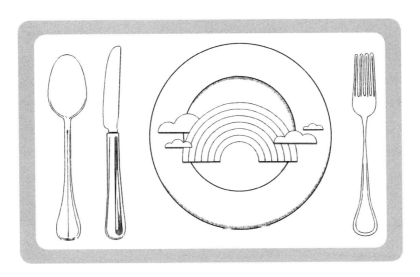

是人类维持生命所必需的营养物，不吃的话也不会出大乱子。那么吃了会不会更好？

植物营养素最大的卖点是抗氧化物，抗氧化剂对人体健康到底是好还是坏，目前还没有定论。那些植物营养素的补充剂并没有任何临床证据。这么说吧，植物与人类有别，能帮助植物避免紫外线损伤的东西未必对人体管用。人类也不是昆虫，能驱虫的东西恐怕对人类无效，否则很多水果蔬菜就吃不得了。最起码的，摄入这种东西靠吃蔬菜水果就是了，那种补充剂就不必考虑了。

和维生素、矿物质等营养成分一样，食物加工和烹饪是对植物营养素最大的伤害，例外的大概只有番茄，番茄酱的番茄红素含量是生西红柿番茄含量的 4 倍，因此摄取大多数植物营养素最好的途径是生吃水果蔬菜，从西红柿摄取番茄红素要吃番茄酱。但是除非自己做番茄酱，否则会多摄入很多盐。另外到目前为止，番茄红素的健康效益还处于徒有其表的境况。其他植物营养素的情况也差不多，这类东西到目前为止对我们最有用的有两条，一是让我们知道水果和蔬菜是不是成熟了，二是刺激我们的食欲。

还要生吃吗？

水果肯定生吃了，虎老师生吃蔬菜的比例也很高，为的不是植物营养素，而是蔬菜中的正经营养成分。

水果蔬菜的红色来自番茄红素和花青素，这两种植物营养素的健康益处都没有有效的证据，橘黄色来自类胡萝卜素，其中几种类胡萝卜素可供人体转换成维生素A。橘红色水果蔬菜往往富含维生素C，含量高的比如红青椒，维生素A和维生素C是我们的餐盘里有橘黄色和红色水果蔬菜的主要原因。

绿色蔬菜的好处是含有铁，但这种铁是非血红素铁，要比动物来源的铁难以吸收，如果只从植物来源吸收铁的话，吃的量要多一些。深绿色蔬菜还有一个好处是富含维生素K，因此也是不可缺少的一类蔬菜。

蓝色、紫色、黑色的蔬菜富含花青素，花青素的新闻度热了几年，没有什么可靠的成果，就剩下中国一些营养和食品专家的宣传了。没有必要为了花青素专门去吃蓝色、紫色和黑色的蔬菜水果，这类食物因为花青素的原因被炒得很不便宜，也就是作为调剂和多样化吧。比如在紫薯和红薯之间，二者其实没有太大的区别。

　　除了橘红和深绿色水果蔬菜之外，其他的蔬菜比如芹菜、黄瓜、蘑菇等可以归为一类，这样就有三类了。如果这三类能每天都吃一点最好，如果做不到，就每周都吃一些。

　　另外一类是豆类，也算在蔬菜中，可以吃带色的豆类，也可以吃豆腐，白色也是颜色对不对。最后一类蔬菜是淀粉类，土豆和玉米，金黄色的玉米是很好的选择。这两类蔬菜也要每周都吃一些，这样在水果蔬菜上，尤其是蔬菜上就均衡了。

　　每天一碟彩虹，是我们生活的一大乐趣。

05　我吃故我在

　　食物为我们的身体提供营养，没有食物，我们会饿成瘪臭虫而死。食物被我们从口吃进去，经过食管、胃、小肠、大肠，最后没有吸收的部分经肛门排出，这一路就是消化道，加上肝、胰和胆囊，组成了消化系统。消化道里寄生着许多细菌，这些肠道菌群帮助我们消化，其外还有神经和循环系统的作用。消化系统、神经、血液、激素、肠道菌一起完成了消化饮食这一复杂的任务。

　　当食物经过消化道时，和各种消化液混合，这样大块的食物就被分解成小分子，这些小分子被小肠壁吸收入血，不能吸收的就形成粪便。因为食物最终被分解成小分子了，所以吃什么重点在于其所含的营养成分，而不是外形或者颜色。

　　消化系统、神经系统和循环系统的发育源于我们的基因，而肠道菌群则受后天的影响。婴儿出生时肠道里没有细菌，一出生后细菌马上开始在肠道内繁殖并在几年内成型，然后伴随我们一生。如同一个人的指纹，一旦形成后，饮食等外界因素就很难造成大的改变。目前发现肥胖症等受基因的影响很小，主要是肠道菌群的影响，因此解决肥胖症的问题很可能要在肠道菌群定型之前加以干预。

近年来的研究发现顺产与剖宫产、母乳喂养与婴儿奶粉喂养等因素都会影响肠道菌群的形成。最近发表的一项研究，分析了健康母亲和肥胖症母亲所养育婴儿的粪便中的肠道菌群，发现影响肠道菌群定型有两个因素，一是母乳喂养时间的长短，二是固体食物的组成。研究发现在孩子9月龄的时候，固体食物是肠道菌群发展的主要动力，它们决定了肠道菌群的多样化和组成，特别是高蛋白、高纤维的食物对肠道菌群的发展的影响最大。

这个研究提醒我们，像肥胖症这类情况，不要把屎盆子扣在遗传上，而是要从孩子一开始吃固体食物起，就要让他们吃健康食物，不要让我们的那些不健康的饮食习惯影响孩子的一生。

遗传学有表观遗传学的理论，认为基因存在着开关，是可以被环境影响的。最近研究比较多的是代谢对基因的影响，而代谢是对不同营养成分的反应。吸收糖、氨基酸、脂肪酸、维生素等营养成分所引起的代谢反应不同，这种代谢反应的差别会不会对基因的行为产生影响？

最近发表的一项研究用酵母细胞做模型，研究代谢反应对基因的影响，结果发现 90% 的基因受代谢反应的影响，在某些情况下这种影响很强，改变细胞代谢会使得基因的行为彻底改变。

过去我们的认识是基因在影响食物如何被分解，这项研究则证实了反过来也成立，食物分解会影响基因的行为。

对于科学家来说，这个发现可以解释为什么肿瘤药物对部分患者无效，也解释了为什么有些试验结果无法被所有人重复，因为这种很小的代谢变化产生了很大的影响。

对于公众来说，上述研究和近年来的其他研究改变了我们对食物的印象。食物不像原来认为的那么被动，而是有很大的主动性。从某种意义上说，我吃故我在。吃什么样的食物决定我们成为怎么样的人。我们应该重视自己的饮食习惯，更应该把吃什么和怎么吃摆在健康生活的重要位置。

06 何时吃?

何时吃饭似乎不是一个问题,肚子饿的时候就吃嘛,可惜对于很多人来说是为了吃而吃,而不是因为饿而吃,是食瘾而不是食欲在起作用。

吃什么对健康的影响是显而易见的,什么都不吃肯定是最不健康的,会发生饿死这种极端现象。吃的话就有吃健康食物或者吃垃圾食物之说,垃圾食物(或者叫不健康的食物)对健康的影响是多方面的,最新的一项研究则是从衰老的角度进行研究。

研究人员让实验小鼠或者吃健康食物,或者吃高脂肪食物加高糖饮料的快餐,结果三个月后吃快餐的小鼠体重增加,脂肪量增加了300%,主要堆积在内脏周围。

吃不健康的食物让人老得快,美女们先别花大钱买化妆品了，从改变饮食结构开始。如果一时改不了怎么办？研究人员让半数吃不健康饮食的小鼠锻炼，发现能够抑制这种脂肪堆积，因此得出结论，不健康的饮食和不锻炼让人老得快。

也就是说，从吃什么上入手、动起来。

仅仅是吃什么还不够，何时吃也很关键。2014 年韩国的研究人员进行了一项研究，对 1620 位 47~59 岁的中年人的作息时间进行调查发现，超过 60% 的人是正常作息，30% 的人早起，只有 6% 的人是夜猫子。看看这个比例，让不少地区的人们汗颜了。

比较早起的人和夜猫子，发现后者睡眠不好，生活习惯更不健康，比如吸烟、久坐、夜里进食等，患 2 型糖尿病和代谢综合征的机会比前者多 1.7 倍，此外还有其他健康问题。

最新发表的一项研究进一步证实了什么时候吃和吃什么一样重要。这是一项基础研究，对小鼠线粒体的上百个蛋白的表达水平在不同时间进行检测，发现其中 40 多个有其高峰期，这些就是和生物钟相关的蛋白。

研究人员发现这些生物钟蛋白多数有 4 个小时左右的高峰期，其中有一个对于消耗糖原非常重要的酶，表明这段时间是糖利用的最理想的时间段。研究人员喂小鼠糖，测定使用率，证实这段时间确实是使用的最佳时间。与此相同，脂肪使用的最佳时间段也与相关蛋白的峰值时间段相符。

最后，研究人员对小鼠进行转基因实验，使得其生物钟不正常，发现这些蛋白就失去了峰值，糖和脂肪的使用水平也没有峰值。

在以前的研究中，分别给小鼠在白天或者晚上喂相同热量的食物，发现晚上喂食的小鼠其血液胆固醇水平低50%，和人相反，小鼠在夜间活跃。这项研究从机制上证明了机体对食物利用率是根据其活跃时间段区分的，也解释了上面讲的韩国的研究结果，夜猫子之所以易患糖尿病和代谢综合征，是因为夜间机体对食物的利用效率最高，使得人难以控制体重，进而导致各种健康问题。

夜宵尽管不是十恶不赦的，但经常在夜间进食，尤其是饮食习惯不健康的话，对健康会有很不好的影响。再加上晚睡对健康的不利影响，夜猫子就成了很不健康的生活方式。

也就是说，在深夜读到虎老师这篇文章的人，如果同时在吃东西的话，值得检讨一下自己的生活习惯了。

虎老师您自己呢？

虎老师在地球的另一端，推送文章是中午，正是吃饭的好时间。

07 边吃边喝是好习惯，还是坏习惯？

前几天有人问："虎老师，我宝宝 14 个月，喜欢边吃饭边喝水，这样是不是不好啊，怎么纠正呢？不给她喝她就闹。"

虎老师回答："为什么不让孩子边吃边喝？不仅不是坏习惯，还算比较好的饮食习惯。这孩子，我看好她。"

没想到这个回答引起一些人的诧异，一种观点彻底颠覆的感觉。虎老师从小就边吃饭边喝水，如果不喝水或者其他饮料就有些难以下咽的感觉，到如今每顿饭必准备一杯水、牛奶或豆浆、红酒在手边上。但是婆的老婆正好相反，吃饭的时候不喝水或饮料，为这事虎老师奇怪了多少年了：你不渴吗？

谁跟你似的那么多事？

这就是饮食习惯，儿子随我，边吃边喝。这不是天生的，而是从小让我培养出来的。子女的饮食习惯来自父母，做父母的要让他们学习自己良好的饮食习惯，不要学习自己不好的饮食习惯。在我们家，边吃边喝是好的饮食习惯，虎老师不吃肉是一个不太好的饮食习惯，因此我就非常注意，让儿子从小吃饭的时候喝水，让他吃肉。

边吃边喝为什么是好习惯？

认为吃饭的时候和刚刚吃完饭之后喝水是不好的习惯并不是中国人想出来的，而是国外流行的说法，认为吃饭时喝水会稀释胃酸，影响食物的消化。

这种说法存在着常识性的错误，因为如果不能边吃边喝的话，不仅吃饭的时候不能喝水，也不能喝酒喝汤，甚至连粥也不能喝，含水量大的食物比如水果蔬菜都要尽量避免，最后只能吃压缩饼干。人类和其他动物没有这样只啃石头一样硬的干粮的，说明这种说法是站不住脚的。

这种说法把水和食物分裂开，没有意识到食物中本来就存在着大量的水分，在食物的处理和烹饪过程中又加入了大量的水分。

从食物消化的角度上，这种说法把人类的消化功能简单化，认为消化只是胃酸在起作用。其实消化包括机械作用、酶反应和化学反应等步骤。人类的消化功能经过以百万年计的进化，根本不是喝几杯水就能够影响得了的。

具体到胃酸，胃酸的 pH 值 <1，比水酸 10 万倍，如果要影响胃酸的 pH，得喝成升的水，才能出现生理学意义上的变化。请问哪个人在吃饭的时候能喝几升水？即便这样，也只会稍稍影响胃酸的 pH。因此边吃边喝水对胃酸的影响是忽略不计的。

人体的胃部不是大爷大妈们想象的有那么一缸子胃酸存在那里，胃酸分泌多少取决于很多因素，例如胃部的蠕动、咀嚼食物会引起胃酸分泌增加，看到、闻到甚至想起食物来，也会导致胃酸分泌增加，又岂是一杯两杯水可以影响的？

对边吃边喝的另外一个顾虑是喝水会影响进食，这一出发点是中国父母用硬塞的方式喂孩子的习惯。孩子吃饭的时候喝水的原因之一是孩子口渴，喝水是他们自然的反应。正是因为在缺水的时候不喝水而是吃饭，在从饭菜中解决缺水的同时摄入了过多的热量，也慢慢地使得身体对渴越来越不敏感。

再者说不要用食物塞孩子，养胖了不是好事。

从这个角度来说，好的饮食习惯是吃饭前 30 分钟先喝一杯水，这样就会吃得适量，能够控制体重。在吃饭的时候喝水也有助于控制食量。

在边吃边喝上，常有医生发表谬论。边吃边喝是否会稀释胃酸？吃饭喝水对消化的影响，这些是基础医学问题，不是临床经验。不管行医多少年，基础知识要扎实，而且要不断地更新修正。

边吃边喝和边吃不喝、边喝不吃都是个人习惯，没有什么大道理可讲。

饭后喝水和饭前喝水一样，都有助于身体补水，这样是有助于消化的。如果身体处于缺水状态的话，吃饭时喝水对消化有帮助，因为在缺水的情况下，身体会难以消化食物。吃饭时喝水会使得食物更容易分解，对消化有帮助。

和饮料、酒、汤、粥相比，水不含任何热量，是最好的方式，冷水与热水相比，更容易被胃吸收，因此在外吃饭的时候，我都会叫一杯冰水。

如果想促进消化功能的话，不要纠缠在吃饭时喝不喝水上，而要有一个好的饮食习惯，多吃水果蔬菜和全谷、经常锻炼、维持一个良好的体重，这样就会……

08 不可小觑的洗手

谈洗手，先说最新的进展：

FDA"刀砍"抗菌洗液

2016 年 9 月 2 日，美国 FDA 发布了最终决定：2017 年 9 月 6 日以前，含有 19 种成分的民用抗菌洗手和洗身皂液将这些成分去掉或者下架。

这项最终决定为自 1994 年以来 FDA 整顿民用杀菌洗液成分的行动画上了句号。1994 年 6 月 17 日，FDA 发布建议规则制定公告（Notice of Proposed Rulemaking，NPRM），开始评价该类产品的安全性和有效性；2013 年 12 月 17 日，FDA 再发 NPRM，要求厂家在一年内提供该类产品中成分长期使用的安全性和有效性资料；由于厂家在规定日期内未能提供相关成分的有效性和安全性资料，FDA 于是做出了最终决定。

这项决定只涉及抗菌洗手皂液和洗身皂液，不涉及无水洗手液和抗菌湿巾。

这 19 种成分是：

1. 卤卡班（cloflucarban）

2. 氟沙仑（fluorosalan）

3. 六氯苯（hexachlorophene）

4. 己基间苯二酚（hexylresorcinol）

5. 碘伏（iodophors）

6. 铵醚硫酸盐和聚氧乙烯去水山梨醇单月桂酸 - 碘复合物（iodine complex，ammonium ether sulfate and polyoxyethylene sorbitan monolaurate）

7. 烷基芳聚乙二醇磷酸酯 - 碘复合物（iodine complex，phosphate ester of alkylaryloxy polyethylene glycol）

8. 壬基苯氧基聚 (乙氧基) 乙醇 - 碘复合物（nonylphenoxypoly ethanoliodine）

9. 泊洛沙姆 - 碘复合物（poloxamer-iodine complex）

10. 5%~10% 的聚维酮碘（povidone-iodine）

11. 氯化甲苄（methylbenzethonium chloride）

12. 大于 1.5% 的苯酚（phenol）

13. 小于 1.5% 的苯酚（phenol）

14. 仲烷基甲基苯酚（secondary amyltricresols）

15. 奥昔氯生钠（sodium oxychlorosene）

16. 三溴水杨胺（tribromsalan）

17. 三氯卡班（triclocarban）

18. 三氯生（triclosan）

19. 三重染料（triple dye）

还有一些杀菌成分并没有被 FDA 评价，因为还没有在市售洗液中存在，包括：

酒精（75% 乙醇），苯扎鲸蜡磷酸酯（benzalkonium cetyl phosphate），西吡氯铵（cetylpyridinium chloride），葡萄糖酸氯己定（chlorhexidine gluconate），异丙醇，六亚甲基双胍（polyhexamethylene biguanide），水杨酸，茶树精油，次氯酸钠（sodium hypochlorite），钾、菜油、磷酸盐螯合剂、三乙醇胺复合物。

这是美国市场的情况，按 FDA 的规定，如果这些成分出现在民用洗液中的话，FDA 就要进行安全性和有效性评价。

这次 FDA 的最终决定涉及的是注明"抗菌"的外用民用品，但这个"抗菌"实际上是杀菌。

消毒

一说抗菌，很多人就联系到抗生素上。上面说的这些成分不是抗生素，抗生素虽然也能外用，但主要是在体内杀死细菌，上面这些杀菌成分只能在体外作用，为什么？因为毒性太大，吃进去或者注射进去的话，人和细菌一起死了。

　　大多数细菌并不顽强，很多化学物能够轻易地把它们杀死，控制细菌感染难就难在要既安全又有效。消毒的意义是不让有害细菌进入体内，从理论上说，如果做好了防患于未然，就不必再进行身体内部的杀菌，这么大人动干戈的，但历史告诉我们，御菌于身体之外的策略是行不通的。

　　对细菌感染之害的认识始于产褥热。17世纪初巴黎圣母院设立为穷人提供免费医疗服务的教会医院，吸引了许多贫穷的产妇来这里生孩子，由于当时对微生物毫无认识，没有消毒概念，使得产褥热开始流行，之后几百年内，数不清的欧洲产妇死于产褥热。

　　300年过去了，少数有见识的医生渐渐意识到是医生的手导致产褥热传播，巴斯德确定了产褥热是细菌感染，1871年李斯特发明了用苯酚对手术室和患者伤口消毒的办法，开始了控制感染之路。

　　"一战"期间，伤员细菌感染很严重，赖特团队在英军野战医院试图采取对伤口消毒和切掉感染部位以阻断感染的办法来控制细菌感染，成功地降低了伤员的死亡率，但还有五分之一的伤员死亡或者终身残废，战后英国几乎每个街角都能看到缺胳膊少腿的退伍军人，以至于赖特为此发出感慨："现代医学的最大进展只是杀人而不是救人。"

　　赖特的手下科尔布鲁克日后主管夏洛特皇后妇产医院的产褥热部门，这是当时最先进的产褥热病房。此时已经了解到链球菌是产褥热病原，科尔布鲁克用最先进的卫生消毒手段，他亲自做实验，在手臂上涂上链球菌，然后使用各种杀菌剂，从而找到对链球菌最有效的杀菌剂，不仅在夏洛特皇后医院用，也推广到其他医院。并在医院里建立了严格的消毒制度。同时对医护人员进行检测，排除链球菌携带者，通过这些办法，夏洛特皇后医院的产褥热发生率非常低，但还是无法避免，无论他怎样努力，链球菌感染还会出现，产妇还会死于产褥热。科尔布鲁克的预防为主的思路并不能彻底解决细菌感染。

直到磺胺和青霉素问世后，能够控制体内的感染，细菌感染才得到真正的控制。

但是，有了抗生素，并不是说可以不洗手了。

为什么要洗手？

如果不采取预防措施，等细菌感染出现后再用抗生素治疗，一来有可能无法控制细菌感染，二来得承受抗生素大量使用的副作用，有些副作用会很严重。服用低剂量抗生素被证明是无效的预防细菌感染的手段，会导致细菌产生耐药性。因此，减少细菌感染的风险依然是预防感染的最佳手段。

除了细菌感染之外，还有其他微生物感染，尤其是病毒感染。就微生物感染的比例来说，大部分是病毒感染，比如儿童呼吸道感染的80%是病毒感染，目前对付病毒感染并没有有效的广谱性药物，大多数病毒感染靠身体自愈，这样就更应该预防为主。

微生物感染的主要途径是病从手入，是因为手接触到物体表面的微生物，然后通过手拿食物、用手摸鼻子揉眼睛等途径将微生物带入体内，洗手则是除了疫苗之外最有效的预防微生物感染的手段，有一项实验证明靠洗手能够将流感的患病率降低 45%。

许多人经常感冒，就是因为没有好好地洗手。

正因为洗手如此重要，才有了抗菌肥皂、洗手液、洗浴液产品。

有效地洗手

洗手的目的当然是要把手上的脏东西洗掉，文明社会，人的手应该看上去干干净净的。从健康的角度则是把手上的病毒和细菌洗掉，这些微生物靠肉眼是看不见的，因此不能用看来评价，这也是为什么大部分人洗手洗得不合格的原因。

正确地洗去手上的病毒和细菌首先靠水冲，凉水和热水的效果一样，很多人认为热水能杀死微生物，但那得是很烫的水，皮肤能够承受的温度是无法杀死大多数微生物的，热水只是让我们的皮肤舒服一些，反而会洗掉手上起保护作用的油脂，因此用热水洗手是一种浪费。就和很多人吃饭前用开水或茶水烫一下餐具一样，那种烫烫餐具的做法并不能彻底杀死所有的致病微生物。

在洗手的时候，先用水将手反复冲湿，然后加肥皂反复揉搓 20 秒，之后用水冲干净，再用干净的纸巾或毛巾擦干或者风干。

如果没有条件洗手的话，可以用含有 60% 以上乙醇的无水洗手液。

用水和肥皂就能够有效地把手洗干净，那些标明抗菌的洗手肥皂、洗手液等能否锦上添花？长期使用会不会有安全问题？这是 FDA 从 1978 年以来一直试图回答和解决的问题。

抗菌洗液的问题

民用抗菌洗液是一个成熟的市场，比如这些杀菌成分用得最广泛的三氯生是在 20 世纪 60 年代开始使用的。

用肥皂和水洗手足以有效地清除手上的微生物，也是很早就被确定的，用肥皂洗手的卫生习惯很早就建立，我小时候父母就是这么教育我洗手的。

那么为什么还要画蛇添足地在肥皂或者洗手液中添加这些杀菌成分？

因为肥皂不值钱，加了这些东西才能多卖钱。

在半个世纪以前，以抗菌为招牌还说得过去，但在近代以来就说不通了，因为现在已经清楚了，病毒感染占微生物感染的主体，三氯生等杀菌成分对病毒的杀伤效果很弱。这就是从 1978 年以来 FDA 一直试图整顿民用洗液市场的主要原因。

不仅如此，研究发现，抗菌洗液的杀菌效果也不靠谱，所含的杀菌成分浓度太低，根本达不到有效浓度。因此这类产品并不比肥皂更有效。

从安全性的角度，长期使用抗菌洗液有可能和细菌的耐药性变异有相关性。

越来越多的证据表明抗菌洗液不能提供任何健康益处，还有潜在的害处，FDA 又迟迟不采取最终行动，以至于有关自然保护组织为此状告 FDA。终于，到 2013 年 FDA 开始行动，到 2016 年完成最终决定，从 1978 年首次试图将三氯生赶出民用洗液市场，到这次最终决定，经历了 38 年。

对于 FDA 的最终决定，代表清洁产品商的美国清洁研究所发布回应：今后一年，我们将提供民用抗菌洗液的补充安全性和有效性数据。消费者可以放心地继续使用抗菌洗液，因为这类产品已经在数以百万计的家庭、办公室、学校、托儿所等使用了几个世纪。

好一个存在即合理。

拭目以待 2017 年 9 月 6 日 FDA 最终决定生效之日。

我们学到了什么？

FDA 的这项行动，是近年来该机构少有的一项重大行动，对民用洗液业肯定是个重大打击。而这项行动的意义也恰恰在这里，经济发展是很重要的，但发展经济不是无代价的，尤其是不能以牺牲民众健康为代价。

FDA 在抗菌洗液上的行动花了将近 40 年的时间，也说明保护民众健康之难。FDA 还有很多领域需要继续努力，比如营养补充剂市场，由于国会在利益集团的游说下通过法案限制了 FDA 的权力，美国营养补充剂市场到了泛滥成灾殃及全球的地步，在这方面还有很长很远的路要走。

抗菌洗液是一个算既成事实的产业，FDA 这么一干，可能会导致不少人失业。按中国某些人和某些机构的逻辑，抗菌洗液这东西就算没有什么效果，也没有太多害处，至多可能增加细菌耐药性变异，为什么要斩尽杀绝？

没有用的东西，就算没有明显的害处，也不应该继续存在，这是对消费者负责，对全民的健康负责，这是药品和食品监督管理部门的职责所在。FDA 之所以成为 FDA，就是在磺胺事件中粉碎了庞大的专利药品业而名声大噪。当时美国的专利药品业在国民经济中的比重很大，专利药品业没落后，美国的药品业进入了良性循环。

要学会正确地洗手，更要学会正确地用药，坚决反对无效的东西。

# 应该不应该吃早餐？

　　有道是一日之计在于晨，早餐因此颇受国内外一些营养专家的推崇，认为早餐要好好吃，无论从健康的角度还是控制体重的角度，都要把早餐吃得精细无比。另一方面，市井之中则流传着早餐的各种说法，只能吃这个，不能吃那个，五花八门到了数不胜数的地步。两方面联合起来，使得早餐已经不仅仅是一顿饭了。

　　如果不吃夜宵的话，经过一夜的空腹，十来个小时没吃东西，早餐是人体补充食物的关键时刻，所以一个较流行的说法是早餐是一天中最重要的一餐，千万不能不吃。

　　但是，有很多人由于各种原因不吃早餐，有的是因为起晚了，有的是因为不饿，如果早餐真的很重要，吃早餐的人和不吃早餐的人起码在某些方面

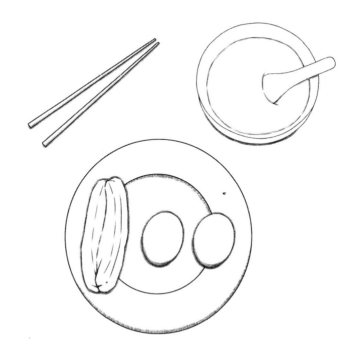

能看出区别来。

　　康奈尔大学的研究人员就是这么想的，2013年他们进行了两项试验。第一项试验分三组，分别是不吃早餐的、吃高碳水化合物早餐的和吃高纤维早餐的，指标是这几组人午餐的热量，从这个设计上就能看出他们指望吃高纤维这种健康早餐者午餐热量少，能够得出吃早餐而且吃健康早餐有助于减肥和控制体重。

　　结果您猜怎么着？出乎意料，三组午餐热量没有区别。

　　第二项试验是不吃早餐和吃正常碳水化合物早餐两组对比，

发现不吃早餐组中午确实吃得多，平均多 144 千卡。

看看，专家说对了吧，不吃早餐导致午餐吃得多，长期这样，会成大胖子的。

等等，吃正常碳水化合物早餐组早餐吃了多少热量？ 624 千卡。把全天的总热量全算进去了，不吃早餐组反而少吃了 408 千卡。

适得其反呀，研究人员最后是这样说的：对于某些成年人来说，不吃早餐也许是减少能量摄入的一个有效的办法。

2014 年的一项研究则找来 300 多位超重或者肥胖者，分成三组，一组是对照，习惯照旧。一组吃早餐，还有一组不吃早餐。然后记录体重，试验进行了 16 周，可把不吃早餐的胖子难为到家了，天天上午饿得要命。结果发现：吃早餐并不能减肥。

还有其他几个试验也得出类似的结果，这些试验推翻了早餐是一天中最重要的一餐的说法。

关于早餐与体重的研究还有一些，结论与上面的相反，吃早餐者更能够减肥。这种不一致性正说明要考虑的是每一天食物的摄入量，而不是每一餐的摄入量。有些人，早餐有助于控制其饥饿程度，而对于另外一些人，早餐只不过是多吃了不少食物。

早上起来饿，就吃早餐，早上起来不饿，就不吃。不要因为早餐重要而硬塞，那样的话每天多吃那盘食物，累积起来，你身体的一些地方会多出不少肥肉。

至于早餐吃什么，也是同样的道理，其他几餐吃什么，早餐也应该吃什么。每一餐都应该吃健康饮食，而不是只有一餐或两餐吃健康饮食。

吃早餐不是坏事，看到一些人绞尽脑汁地把所有健康因素都包含在早餐里，恨不得天天早餐百分之百符合膳食健康标准，这么把早餐神圣化毫无必要，不过是一顿饭而已，过于求全必不能长久。健康之路是全天候、长期的，重点在于坚持。不能坚持，一时性的东西，再健康也是徒劳。

10 夜　宵

　　这篇写点正能量的，比如怎么吃才健康。常贴一日三餐的照片，也常有人说道，这日子可怎么过得下去呀？更多人非常感动，一看到新文章推送了，就说：虎老师你不睡觉呀？

　　我真想睡，不过是午觉。虎老师过的是美国时间，中午推送非常方便，要是天天零点推送吃的图片，那些晚睡的、熬夜的、失眠的、起来喂孩子的，以及不知什么原因看到的人们就会很愤慨，因为俗话说马无夜草不肥，吃宵夜必增肥。

　　于是，减肥的、控制体重的、有健康意识的人像信徒一般，坚持不吃夜宵。很多专家的建议也是吃完食物 4 个小时再上床睡觉，这要是半夜没忍住吃点什么，得熬到破晓时分了。

这个不吃夜宵是针对正常起居的人，那些昼夜颠倒的还是要吃的。那天老婆看国内的节目挺感慨：你说这些歌星真不容易，经常熬夜排练。

你以为都跟你我似的白天得上班？这帮人白天睡大觉，只有晚上才工作。

还是说我们这些正常人吧。吃夜宵的问题在于吃完了不活动，躺在床上养膘，因此专家的建议不仅仅是吃完了待几个钟头再睡觉，而且还要适当活动一下。但是，世界上不少地区的人们晚餐吃得很晚，9点、10点都有，吃完了就睡了，这些地区的人们的肥胖率并不高。

吃夜宵增肥并没有可信的流行病学和临床证据，只是推理和观察。确实有很多肥胖的人吃夜宵，但这些人一天到晚吃个不停，肥胖是因为总体上吃得过多，和吃不吃夜宵关系不大。对于一般人来说，关键不在于吃不吃，而在于吃什么。

很多人吃夜宵，往往吃冰激凌等甜食，或者垃圾食物，很少有人晚上饿了吃个沙拉或者啃个苹果，这才是问题的关键，是因为吃得不健康，而不是因为在睡觉以前吃。

睡觉并不像很多人想象的那样一旦熟睡就什么都不消耗，睡觉同样消耗能量，只不过速度慢很多，所以不少人临睡前不吃点什么就睡不踏实。尤其是晚饭吃得比较早，或者晚饭后活动量较大的人，经常像非洲饥民那样饥肠辘辘地入睡，就靠着生活习惯健康、体重会很好地控制的信念顶着。

这样一来有可能导致血糖过低，从预防糖尿病的角度，应该保持血糖稳定。早晨血糖过低还会让人感到呆滞、不愿意起床。在夜里会让人睡不踏实、容易醒来。

临睡前吃东西，从好的角度可以提供睡眠期间的能量并稳定血糖，从坏的角度会刺激饥饿激素，让身体储存脂肪。所以要选择好吃什么，既提供了能量，又在身体需要储存脂肪的时候无法从食物中获取足够的能量。

冰激凌、甜点、薯片、油炸的东西、肉类等热量太高，也太容易被消化，要避免。应该选择那些热量不高、被身体吸收速度慢的食物，比如全谷面包、玉米、水果、蔬菜，这样血糖稳定了、不觉得饿了，睡眠的质量也提高了，生活的质量也会比饿肚子上床时高多了。

但是，如果夜里吃很多，达到 25% 的日摄入量就要小心了，这种情况叫夜间进食综合征，1%~2% 的人有这毛病，包括夜里醒来吃东西而且往往吃得非常不健康，导致体重增加或肥胖，占肥胖症患者的 10%，造成这个问题的原因还不清楚，可能是基因变异引起的。存在这种情况要考虑接受治疗。

还饿着肚子读虎老师推送文章的人，看看家里有什么水果蔬菜可以吃的。

11   如何做到低盐饮食？

改变饮食习惯，少吃糖容易，少吃盐难，所谓清淡，不仅仅是人们认为的少吃油腻，更应该是少吃糖和盐。

我们的身体需要盐，但摄入过多的盐会损害血管，还和高血压、骨质疏松等许多问题有关，尤其是已经有高血压的人，低盐饮食对其很有益处。

高血压患者很多，头痛的人也很多，全球范围头痛的人高达 46%。一直认为高血压和一部分头痛有关，2014 年约翰·霍普金斯大学的研究人员做了一项试验，让参试者分成几组，分别吃不同的饮食 30 天，结果发现每天吃含 8 克盐饮食的人比吃含 4 克盐饮食的人，头痛多三分之一。不管是吃传统的西餐，还是吃控制高血压的高血压防治计划（Dietary Approaches to Stop Hypertension,

DASH）饮食都一样，盐是一个独立的影响因素。

　　这个结果和一向认为的多吃水果蔬菜、多摄入钾，少吃饱和脂肪酸能够预防头痛的观点相违背，而是建议吃低盐饮食的话，有可能避免一部分头痛。

　　常常受头痛困扰的，不管是偏头痛、紧张性头痛，还是性交性头痛，都试试吃低盐饮食，即便不管用，也会有很多健康方面的益处。

　　高盐饮食还会对肝造成损伤，不仅有流行病学观察资料，最近在试验动物模型上也得到证实。

　　盐要少吃，但太少也不成，会增加心脏病、脑卒中和死亡的风险。

　　对于盐摄入量的建议一直在下调，美国心脏学会对于不管有病没病的人，都推荐每天吃 1500 毫克钠，相当于 3.75 克盐，但是美国人每天平均吃 3400 毫克的钠，为推荐量的 227%。中国的情况类似，官方建议每天吃 2000 毫克钠，即 5 克盐，实际上平均摄入 5400 毫克钠，即 9.1 克盐，按钠算，为推荐量的270%。

　　摄入过量盐的最大原因是因为我们吃的 75% 的盐不是炒菜时放进去的，而是餐馆的厨子放进去的，和加工食品里面的。美国心脏协会为此列出六大"咸"：

- 面点。面包吃起来不觉得咸，其实含盐不少，有些面包每片含有 230 毫克钠，相当于日摄入量的 15%，所以常吃面包和面点的要自己做。

- 冷餐肉。这种东西其实和咸菜没什么区别，盐是用来做保护剂的，而且吃着有味道。在美国超市里一份火鸡肉所含的钠为 1050 毫克，两片面包一夹，一天的盐推荐量就达标了，剩下的两顿餐肯定就超标了。

- 比萨。每一片含 760 毫克钠，两片正好凑够一天的盐推荐量。

- 鸡肉。制成的鸡肉里面盐很多，列出鸡肉是因为人们为了健康，舍弃牛肉、猪肉而吃鸡肉，没想到还有很多盐。

- 汤。一碗里面含有 1000 毫克钠是常有的事，就算每天只喝一碗，也占去了日推荐量的一半以上。

- 三明治。各种三明治，如果料加齐了，含钠可高达 1500 毫克，正好相当于每天的摄入量。

这是美国的情况，中国的大"咸"就更多了，咸菜就是一种，这是过去食物缺乏，下饭用的，到了现在就是垃圾食品，所以健康饮食习惯要从不吃咸菜开始，就算喝粥吧，空口喝试试，别有滋味，甚至更舒服。

用盐的地方往往来自习惯，比如虎老师从小吃煮鸡蛋要蘸酱油，老婆就是空口吃。效仿她这么吃，多吃几次，也就习惯了。

女孩子更应该吃低盐饮食，因为关乎形象。吃太多的盐会导致脸部、眼部和手指浮肿，好看不好看还用我提醒吗？还有，美国心脏学会做了一项调查，75%的人吃完高盐饮食后，感觉裤子发紧。不久前两项研究证实了这一点，发现多加盐导致多吃高脂肪摄入，从而导致体重增加。

减盐吧。

12 能不能开心地吃鸡蛋?

最近美国鸡蛋非常便宜,存储式超市 Costco 出售的 90 个鸡蛋的大包装比一个大西瓜还便宜,可乐坏了虎老师这号无蛋不欢的,开篇重写鸡蛋。

母鸡有觉悟

鸡蛋是母鸡下的蛋,这就扯到一个哲学话题了,先有鸡还是先有蛋?目前看来,鸡从野鸡变成家鸡,不是把野鸡逮来驯化出来的,而是把母野鸡的蛋从野外偷回来,孵化出来的。干这事的是公元前 7500 年的南亚人和印度人,那些孵不出小鸡的蛋估计就被他们吃了,这样就开始了近 9000 年的吃鸡蛋历史。

从数千年前开始,人类养鸡吃肉的同时也养鸡下蛋,鸡蛋成为人类的一个重要的食物,到了今天,全球鸡蛋年产 7000 万吨左右，其中三分之一是在中国下的蛋。其次是美国，虽然产量只有中国的 1/4，但出口占世界首位，平均每个美国人出口 256 个鸡蛋。

鸡蛋是动物来源的食物，但和牛奶一样，属于同类食物中的小清新。吃素的人往往吃蛋，除非吃纯素，于是鸡蛋是非纯素的素食者的重要营养来源，鱼蛋素、奶蛋素，都有个蛋字。

有人问：素食好不好？

很多情况下，素食是因为健康考虑之外的其他原因。就拿虎老师来说，像个十世高僧转世似的，一生下来就不吃肉，什么肉都不吃。可把爹妈愁死了，最后想出一个办法，靠鸡蛋养大吧，养成酷爱鸡蛋，每顿饭没有鸡蛋的话就吃不下去饭，鸡蛋的各种做法都快学全了，一顿吃十个八个的不在话下。

如果从健康的角度，纯素并非健康之路，应该荤素都吃，多素少荤，于是虎老师就从胎里素变成奶蛋素，然后变成鱼奶蛋素，然后变成少荤多素。

鸡蛋很有营养，一个大个鸡蛋含热量约 70 千卡，吃几个鸡蛋没有多少热量。

鸡蛋是最廉价的优秀蛋白质来源，一个大个鸡蛋含蛋白质 6.3 克，占鸡蛋的 12.6%，含有所有的必需氨基酸，靠吃鸡蛋是能够满足蛋白质需求的。

一个大个鸡蛋含脂肪 5.3 克，其中饱和脂肪酸 1.6 克。这些脂肪占鸡蛋的 9%，按比例 38% 是单非饱和脂肪酸，16% 为多单非饱和脂肪酸，饱和脂肪酸只占 28%，因此属于很健康的脂肪。这些脂肪集中在蛋黄中，如果不希望吃脂肪的话，把蛋黄扔了就是了。

鸡蛋富含二十二碳六烯酸（DHA），为不能吃鱼或者不能多吃鱼的人提供了一个替代途径。

鸡蛋还含有铁，维生素 A、D、E、B_2、B_5、B_{12}，生物素、叶酸、硒、碘、磷、叶黄素和玉米黄素、胆碱等营养成分。

说起营养，美国农业部每隔 10 年要检查一次美国产鸡蛋的营养成分。2011 年和 2002 年的检验结果相比，让美国农业部很高兴，宣布：好消息，在鸡农和母鸡的共同努力下，美国的母鸡下的蛋越来越健康了。

首先，鸡蛋中的维生素 D 含量升高，从 2012 年的 18 国际单位升高到 41 国际单位，增加了 64%。农业部将这个政绩归功于鸡农，因为农民在鸡饲料中添加了维生素 D。虽说人体吸收维生素 D 主要靠晒太阳时自己将皮下脂肪转换，但通过吃鸡蛋补维生素 D 不是坏事。

其次，鸡蛋中的胆固醇含量少了，从 2002 年的 212 毫克减低到 185 毫克，减少了 14%。

胆固醇高指标是心脏病的一大元凶。胆固醇是细胞的形成、某些激素的合成和维生素 D 的合成必需的成分，人类能够自己合成出足够的胆固醇，完全不需要从食物中额外吸收胆固醇。但动物也和人类一样，能自身合成胆固醇，因此动物来源的食物都含胆固醇。

鸡蛋里胆固醇少了这个政绩，农业部的官老爷想来想去，说鸡在下蛋时偷工减料吧，可是美制鸡蛋的热量和蛋白质含量没有改变，因此只能归功于过去八年多来美国的母鸡们积极响应卫生部门严格控制胆固醇的建议。

说到这个母鸡有觉悟，我们就涉及了吃鸡蛋的敏感话题了：胆固醇。

到底能不能开心地吃蛋？

吃鸡蛋不好的原罪是因为鸡蛋中含有很高的胆固醇。为了控制胆固醇指标，以前官方的建议是健康者每天的摄入量不能超过 300 毫克，有心脏病、糖尿病和高胆固醇者为 200 毫克。吃一个鸡蛋就到了一天的限量了，更不要说其他食物中胆固醇有的是，这就是吃鸡蛋的坏处的来历。

但是，鸡蛋是人类的主要食物之一，煮、蒸、炒，做汤和糕点，以及生吃，从食谱中排除鸡蛋非常难，所以专家们就制定了从一周 4 个到一天 1 个鸡蛋的标准，上限是健康人，下限是高危人群。

好在鸡蛋和瘦肉不同，胆固醇都在蛋黄中，光吃蛋白的话就不会摄入胆固醇，因此专家呼吁只吃蛋白。可是蛋黄还有其他营养，加上用途广泛，弃之真是很可惜。人体能自己产生胆固醇，那么血液中的胆固醇主要是身体自己生产的，还是吃进去的？

人体自己能生成所需的75%的胆固醇，需要从食物中摄取的只有25%。对于食物中的胆固醇对血液胆固醇指标的影响，专家们讲得头头是道，但绝大多数都没有给出处，相互矛盾之后也不知道谁对。这是因为关于胆固醇与心脏病的关联性属于没有最后定论的东西，近年来新的结果不断出现，修正或推翻了一些现有的理论，同时也带来更多的不确定，专家们哪里有功夫去跟踪，因此造成了脱节。

看起来不是难事，做个双盲随机试验就成了。可惜含胆固醇的食物太多，加上人体生产胆固醇的个体差异没法控制，很难落实。但办法不是没有，可以进行流行病学调查。

不研究不知道，一研究吓一跳，认为吃鸡蛋导致血胆固醇增高是没有排除饱和脂肪酸的因素，把两种东西分开研究，就发现谁在干坏事了。

自1985年以来，有两百多项相关研究，证实了一点：食物中动物来源的饱和脂肪酸、人为改造的反式脂肪酸要比食物中的胆固醇更能提高血液胆固醇指标。也就是说首先要少吃肉、不吃含带反式脂肪酸的食物，而控制食物中的胆固醇含量则在其次。

原来认为吃鸡蛋只升高低密度脂蛋白胆固醇也就是坏胆固醇的水平，后来发现能够同时升高高密度脂蛋白胆固醇也就是好胆固醇的水平，这样一来就正负相互抵消，而且吃鸡蛋造成的血胆固醇升高的比例很小。

现在的态度是首先控制动物来源的饱和脂肪酸和反式脂肪酸，胆固醇每日 300 毫克的限制取消。但一个鸡蛋有 1.6 克饱和脂肪酸，每天摄入饱和脂肪酸的量应该占总热量摄入的 10%，按 2000 千卡日摄入量的话，就是大约 20 克，除非真的蛋素，或者只喝脱脂奶的奶蛋素，可以放开吃鸡蛋，否则也吃不了多少蛋。

继续较真下去，发现最新推荐还是站不住脚。例如索马里有个部落，只喝骆驼奶，每天喝一加仑半，相当于一磅黄油，按理说这个部落的人的血胆固醇指标应该极高，没想到比西方人低多了。专家们，打脸了吧？

专家说知道什么叫进化论吗？这是因为他们祖祖辈辈喝骆驼奶喝适应了，他们的身体可能对食物中胆固醇吸收能力不足，或者对食物中胆固醇消化能力强，这是适者生存的一个表现。

光说没有用，验证一下吧。到内罗毕找了 26 位进城很久的该部落索马里人，他们早就不喝骆驼奶了，改吃各种食物，他们的动物脂肪摄入量要比老家的人低多了，按身体功能适应的理论，这些人的血胆固醇指标应该更低，谁想到一查，居然比喝骆驼奶为生的人要高 25%。

另外一项研究给出了可能的解释，这项研究发现，从食物中吸收的胆固醇越多，身体自己产生的胆固醇就越少。

这才是我们身体的调控功能。

进一步较真，发现吃肉能增加血胆固醇指标的说法也没谱。如果吃肉增加胆固醇指标的话，少吃肉就能够控制胆固醇指标，但是十几项多吃菜少吃肉的试验结果发现确实能降低血胆固醇，但降低的有限，在0%~4%的范围内。如果采用更严格的饮食控制的话，还能多降低点，可是那类饮食不是一般人能接受的。

对于一些非洲人来说，蔬菜水果是给牛吃的，他们只吃肉，喝牛奶，这些人的胆固醇指标都在正常标准之内。世界其他地区的调查结果也一致，尤其是在美国进行的几项设计完善的调查，比如在密歇根州一个小镇进行的2000人参加的调查，将3500种食物列表，参加者按血胆固醇指标分成高、中、低三组，发现在饮食习惯上没有明显的区别，比如低胆固醇组的人脂肪摄入量和高胆固醇组一样。

再进一步较真，发现高胆固醇和心脏病的关系也不十分靠谱，尽管有诸多证据支持高胆固醇是心脏病的危险因素之一，也有些证据不支持这一点，于是经过几十年的研究，鸡蛋的胆固醇问题成了模糊数学了。

怎么办？

放心吃蛋吧。

但是有人偏偏不让你放心吃蛋。

细数吃蛋的风险

2012 年 8 月，有史以来对鸡蛋最不好的消息出现了：吃蛋黄如同吸烟！

这是加拿大的一个研究，对 1200 多名有心脏病危险因素的老人进行了问卷调查，然后用超声检查动脉硬化，发现每年吃 200 个以上蛋黄的人动脉硬化程度达到吸烟者的三分之二，而且吃蛋黄越多，动脉硬化越多。

研究结果一发布，养鸡生蛋的人基本要绝望了，俺们不管吃鸡蛋到底会不会造成心脏病，再多两个这样的报道，俺们就要得心脏病了。

这种很耸人听闻的消息一出，马上引起注意，各路神仙纷纷出马，一起把企图靠这个研究一鸣惊人的那哥们踩倒在地。

加拿大这个实验，吃多少蛋黄就凭老头老太们说，而且就问了一次。不要说平均年龄 62 岁的人了，就是你我，记得住去年一共吃了多少蛋黄吗？最多记住上星期吃了几个，研究人员就根据这个情报乘以 52 得出了上述答案，比较严格的话应该多问几次，回答一致的才算数。

其次，吃蛋黄和抽烟不一样，吃煮的和吃炒的相比也不一样，如果吃和黄油一起炒的就不知道是蛋黄不好还是黄油不好了。还有吃多少肉的因素。

再次，导致动脉硬化的原因很多，比如是否锻炼、是否饮酒，还有其他心脏病的因素比如高血压，这个研究一概不管不问，此外是否吃降胆固醇药，他们也不问，这些都会产生影响。

最后，这个研究的抽样已经有了局限性，还只检查了动脉硬化，这些参加者里面没一个得心脏病的，用动脉硬化作为指标并不恰当。

这个华而不实的研究不算数，吃鸡蛋究竟有什么不好？

不好还是有的。

首先是细菌。鸡蛋的壳上有毛孔的，细菌会进来，比如沙门菌等。细菌污染鸡蛋的途径一是下蛋的时候，因为鸡屎也是从一个道出来的，鸡屎中的细菌会沾在蛋上。二是运输和储存过程中的污染。此外还有一个途径，如果鸡生殖系统有细菌感染的话，在蛋未成型时细菌就已经在里面了。

在美国，鸡蛋在加工厂里会有一个消毒的程序，将鸡蛋快速升温，以杀死细菌，这样不会导致鸡蛋被煮熟或者改变味道，可以杀死蛋里面或壳上的细菌。但是在之后的运输和存储过程中还有被污染的可能。

洗鸡蛋是不推荐的，因为水或者消毒液会通过毛孔进入内部，也会损害蛋壳的保护层。能做的是事先检查有没有破损，然后将完整的鸡蛋保存在冰箱里，这样细菌就不容易经过毛孔进入鸡蛋内部，保存时间不要超过一个月。

检测鸡蛋好坏的办法主要靠打开后闻味道，如果味道不对就扔了。新鲜的鸡蛋会沉到水里，不新鲜的或者坏了的鸡蛋会浮在水面上，这种办法只能辨别是否新鲜。

所以鸡蛋不仅不要生吃，而且要做熟，不要半生不熟地吃。

其次是过敏。对鸡蛋过敏是最常见的食物过敏之一，很多小时候对鸡蛋过敏的人长大后会好转甚至被克服。如果孩子对鸡蛋过敏的话，唯一的办法是避免，不仅要避免鸡蛋，还要避免有鸡蛋成分的食物，母乳喂养者母亲也不要吃鸡蛋。

少数疫苗含有鸡蛋蛋白，也许会引起反应。其中"麻风腮三联疫苗"通常不会引起过敏反应。流感疫苗可能引起部分鸡蛋过敏者出现反应，不含鸡蛋蛋白的流感疫苗目前只批准 18 岁以上者接种。黄热病疫苗会引起部分鸡蛋过敏者出现反应。其他疫苗都是安全的。

洋鸡蛋和土鸡蛋

除了鸡蛋之外，还有鸭蛋。鸭蛋比鸡蛋个大，含有更多的蛋白质，但也含有更多的脂肪，因此不如鸡蛋健康。

鸡蛋与鸡蛋之间也有差别，主要的差别是颜色上，有白色的鸡蛋和褐色的鸡蛋。

话说某日在 Costco 里采购，老婆突然很感慨："你看看那俩人真有钱，买的是红皮鸡蛋。"

"那不叫有钱，我跟你说，红皮鸡蛋和白皮鸡蛋的区别是……"

"打住，你这随时随地科普的毛病什么时候改改？"

"这话说的，我还没收你钱呢。"

老婆的逻辑是基于俗称红皮鸡蛋的褐色鸡蛋比白皮鸡蛋贵很多，另外还有一个褐色代表健康的印象，买米的时候糙米比白米贵好多，我家就买糙米，全麦粉也是褐色的，做出的面食跟忆苦饭似的，于是就认为同样被称为"Brown"的鸡蛋同样健康。

Brown Egg 的 Brown 不等于 Brown Rice，而等于 Brown Sugar。这个褐色说的是来源或制备方法，和其营养无关，就和红糖与白糖一样。

从营养的角度，如果饲料一样的话，两种鸡蛋的营养是一样的，做出来的味道也没有显著的区别。这两种鸡蛋并非在生产过程有什么区别，而是因为是不同的鸡下的。其实全麦粉也有白色的，同样是因为来自不同的麦子，可是人们觉得全麦粉就应该是带色的，白色的全麦粉没有什么市场。

有一种说法褐色鸡蛋的壳硬，这是不正确的，壳的软硬取决于鸡的岁数，年轻的鸡下硬壳蛋。

有一种说法褐色鸡蛋的蛋黄颜色深，同样不正确，蛋黄的颜色取决于鸡吃什么，吃玉米吃多了，蛋黄的颜色就深，和蛋壳的颜色无关。

那么为什么褐色鸡蛋那么贵？说得出口的原因是成本高，因为褐色鸡蛋往往比白色鸡蛋大，为了下这种蛋就要喂得多。说不出口的原因是因为大众认可褐色鸡蛋健康，所以就可以要价高。欧洲因为主观性太强的顾客太多，所以白皮蛋没人买，导致市场里只有褐皮蛋，结果是什么？老百姓的买蛋钱高于美国人。

中国原来只有褐皮蛋，白皮蛋出现后一度是"高大上"的象征，现在也赶"蛋健康"的时髦，褐皮蛋也翻身了。

因此，蛋健康看的不是蛋壳的颜色，而是鸡吃什么。鸡饲料里面 Omega-3、维生素 D 之类的添加了，蛋里面相应的成分才会高。

这便说到很多人问的土鸡蛋好不好的问题。

养鸡有用笼子养的，有圈起来让鸡自由走动养的，还有散养的，经过两年的研究，发现笼子养的和非笼子养的鸡，下的蛋在营养上没有区别。至于有机鸡蛋，更是骗钱的噱头。

首先，从安全上，大规模工业化养的鸡下的蛋，有消毒步骤，细菌感染的可能性远低于土鸡蛋。

其次，从营养的角度，饲料的营养成分远强于在户外吃点这吃点那，偶尔开荤吃几个小虫子的营养强。是料中的营养添加增加鸡蛋中的营养成分，而不是自己觅食就能增加鸡蛋中的营养成分，究竟什么逻辑让人相信在地里刨几个小虫子吃进去就能下营养特丰富的蛋？

如果土鸡蛋特便宜还可以考虑，如果和其他鸡蛋一个价甚至贵很多，就不要交这种智商税了。

13 吃酸奶能预防
糖尿病、高血压?

酸奶是乳糖发酵形成的奶制品，用于制作酸奶的菌种以保加利亚乳杆菌、嗜热链球菌为主，通常把奶加热到 85 摄氏度使得蛋白变性，然后冷却到 45 摄氏度，加入细菌培养物，混合后发酵 4~7 小时。

很多专家提倡吃酸奶，酸奶是否健康在于吃哪种酸奶。酸奶的种类很多，在选择的时候有以下几点：

- 脂肪。酸奶的脂肪取决于做酸奶用的是什么牛奶，如果用全脂奶的话，100 克酸奶含 2 克脂肪。如果用低脂奶的话，100 克酸奶含 1 克脂肪，这就是低脂酸奶。如果用脱脂奶做的，就是不含脂肪的脱脂酸奶。如果希望少摄入脂肪和热量的话，可以选低脂或无脂酸奶。总的来说，酸奶的脂肪不高。

- 蛋白。普通酸奶 100 克含 6 克蛋白，希腊酸奶 100 克含 10 克蛋白，这种酸奶是摄入蛋白的好途径，而且也有低脂和无脂的希腊酸奶。但相比之下希腊酸奶的钙含量低于普通酸奶。

- 糖。乳糖也是糖，但市售的酸奶中添加糖的品种很多，尤其是水果酸奶和冷冻酸奶。水果酸奶打着水果健康的旗号，很多不是真正的水果，即便是也添加了太多的糖。真想健康的话，洗点水果切好了，自己加进酸奶里就是了。那冷冻酸奶和冰激凌相差无几。还有一种加了一层麦片之类的酸奶，那一层其实大部分是糖加酸奶粉，不如自己买来麦片，和酸奶一起吃就是了。

- 活菌。一些酸奶标榜活菌，有活菌的意思是你吃酸奶的时候吃进益生菌。这里面有好几个猫腻。益生菌是不是靠如此吃进去尚无定论；酸奶含的保加利亚乳杆菌和嗜热链球菌的有益效果也未可知；含量究竟多少？有多少吃进去能存活更不知道；很多标着活菌的酸奶还含有其他细菌，那些菌株未必能叫益生菌；不管含多少种、多大量，和肠道菌群相比也是小巫见大巫，能有多大效果存疑。所以如果价钱差不多，买活菌酸奶也可以，如果价格差距太大就没必要了，重要的是上述的几个指标，尤其是糖的含量。

亚裔乳糖不耐受的比例高，但乳糖不耐受者往往能吃酸奶，因为大部分乳糖已经发酵了，所以酸奶是众多乳糖不耐受者食用奶制品的最佳途径。

一年多以前有一项研究，对哈佛健康研究的数据进行分析，发现多摄入酸奶能减低 2 型糖尿病的风险，每天吃 28 克酸奶可以将患糖尿病的风险降低 18%。为什么呢？研究人员认为有可能是奶制品中钙和镁的作用，也有可能是益生菌的效果，所以建议做临床试验，看看是不是真有效。

也许最后发现，其实是因为健康的人吃酸奶的比例高吧。

最近的一项研究发现每周吃 5 份以上酸奶的女性，比基本不吃酸奶的女性，患高血压的风险低 20%，如果吃健康饮食的同时再吃这么多酸奶的话，患高血压的风险会降低 31%。

这项研究说明酸奶可以作为健康饮食的一部分，和其他健康的饮食和生活习惯结合起来，有可能对健康有好处。

14 牛初乳没有那么神奇

初乳是哺乳动物临产前开始分泌的乳汁，这种乳汁和之后分泌的乳汁的区别在于含有很高浓度的抗体、高蛋白、低脂肪。这样的初乳可以为刚刚出生的小动物提供被动免疫（因为其免疫系统还没有发育好），此外因为新生动物的消化系统没有发育好，不能消化太多的脂肪。

人类是哺乳动物，有初乳。人初乳还有通便的功能，促使新生儿第一次排便，因为新生儿肚子里有很多死红细胞形成的胆红素，将之排出体外可以预防黄疸。初乳的成分还可以刺激肠道益生菌的形成。初乳的功效是提倡母乳喂养的原因之一。

人类孕妇的抗体可以通过胎盘传给胎儿，能够为胎儿提供很大程度的被动免疫，这就是为什么孕妇即便要临产了也应该接种流感疫苗的原因，因为胎儿要等到 6 个月时免疫系统发育后才能接种流感疫苗，母亲的抗体可以让新生儿对流感病毒有一定的抵抗力。但饲养动物母亲的抗体不能通过胎盘，这样一来新生动物的被动免疫主要仰仗初乳，这些动物的初乳里的抗体更多，量也大。

牛初乳是一些地区的传统食物，将之制成奶酪以食用。近年来膳食补充剂里面也出现了牛初乳，主要的卖点是牛初乳里面有很高的抗体，比牛奶多上百倍，吃牛初乳可以获得被动免疫。

但是，迄今为止的研究结果趋向于否定。从理论上，牛初乳是适合牛胃消化的，很难被人类消化系统吸收。而且这种抗体是预防小牛得病的，和人类致病原的交叉性很小。

牛初乳用于婴儿喂养是和 20 世纪 70 年代母乳喂养复兴一起出现的，经过几十年，在西方已经不再流行了。虽然 2012 年卫生部禁止在婴幼儿奶粉中添加牛初乳，但这种东西在中国依然有一定的市场，其背后是海外华人为主的赚黑心钱势力的推动，利益之下也冒出专家为牛初乳作支持。牛初乳对婴儿的免疫功能没有多大效果，母乳提供的被动免疫足够了，不要再花冤枉钱。

牛初乳的另外一个用途是运动员用来提高成绩，目前还没有被禁止。

上面说的是普通的牛初乳，还有一种专门用来生产抗体的牛初乳，这是通过给牛注射人类疫苗，促使母牛产生抗体，这样产生的牛初乳就含有可以供人类使用的高浓度的抗体，可以提供给那些因免疫功能低下而无法通过疫苗获得免疫的人使用，比如艾滋病患者。

对于普通民众来说，市场上那些价格昂贵的初乳产品，不管是药片还是其他形式，统统不要买。

15 拒绝未消毒的牛奶

收到一封私信，问：喝从奶农那里买来的鲜奶要不要煮沸？我的回答是：要。还有一封信说美国儿科学会（American Academy of Pediatrics, AAP）不建议喝煮沸牛奶的，而且咨询了某位科普达人，也是这样回答的。

我没有查到 AAP 不建议喝煮沸牛奶的建议，但查到 2015 年 1 月 AAP 关于妇女儿童喝消毒奶（pasteurized milk）的紧急呼吁。

这才是问题的关键。

Pasteurized milk 这个名称来自科学巨匠路易·巴斯德，他在 1864 年发明了高温消毒法，可以非常有效地杀死食物中的致病微生物，这种方法后来被用在消毒牛奶上，因为既有效又方便而被沿用至今，通常的做法是 72 摄氏度下加热 15 秒，然后马上冷却到 10 摄氏度，以保证牛奶的质量。

在不少人眼中，未消毒奶是天然食品，消毒奶是加工食品，根据有个性追求人们的理论，天然食品比加工食品健康，尤其是出自小农场小牛棚的所谓有机牛奶，就更健康了。

有证据吗？

牛奶消毒是食品安全和公共卫生领域的最为有效的干预行动之一，以美国纽约市为例，1885 年新生儿死亡率是 0.00273%，1915 年下降到 0.00093%，一个主要原因是全市牛奶消毒率达 94%。20 世纪 50 年代，牛奶消毒在全美广泛推广之后，因为饮用未消毒牛奶所导致的传染病大幅度下降。时至今日，这类疾病已经很罕见了。

但是在全球范围，还有许多地区的人们饮用未经消毒的牛奶（raw milk）。近年来，在发达国家也出现了吃未消毒奶及未消毒奶制成的奶制品的风潮，除了崇尚自然之外，鼓吹喝未消毒奶有两大论点，其一是未消毒奶健康，其二是未消毒奶可以减少哮喘和过敏等疾病和行为障碍的风险。

研究发现，消毒后牛奶的营养成分与未消毒奶相比相差无几，在营养学上可以忽略不计，个别成分虽然相差较大，但不具备健康意义。比如消毒使得牛奶中的一些酶失去活性，但这些酶对人体健康没有什么影响。消毒还会导致维生素 B_{12}、硫胺素和维生素 C 减少，但牛奶根本就不是吸收这些维生素的途径。

从另一个角度，很多国家对消毒牛奶进行强化，添加维生素 A 和维生素 D，相比之下未消毒奶在这方面就不是对手了。

关于未消毒奶减少患病风险方面，并没有可信的研究结果。有几项研究发现喝未消毒奶可以减少儿童患哮喘和过敏的风险，但这几项研究对象都是来自居住在农场的孩子，没有针对居住在城市及其郊区的孩子进行研究，因此其原因很可能和喝未消毒奶无关，而是这些孩子接触农场的环境和牲畜的缘故。

有人说了，宁可信其有不可信其无，尽管没有证据，喝未消毒奶也未尝不可呀。

话不能这么说，之所以对牛奶消毒，就是因为不消毒会有问题。有一种疾病叫作食源性疾病，是因为吃了不干净的食物而患病，未消毒牛奶是危险食物之一，不仅会使人生病，还会使人丧命。

还是以美国为例，美国未消毒奶及其制品的消费量只占整体奶及奶制品消费量的不到 1%，但在 1998 年到 2011 年之间，一共有 148 起因为食用未消毒奶及其制品导致的疾病暴发，造成 2384 人患病，284 人住院，2 人死亡。其中 82% 发生在 20 岁以下人身上。这只是报告给美国 CDC 的病例，没有报告的更多。儿童、老人、孕妇及免疫功能低下者更容易患病，这并非说健康的成年人就可以放心大胆地喝未消毒奶了，因为不管谁因此患病，都有可能丧命。

虎老师虽然属于健康的成年人，但从来不碰未消毒奶和未消毒奶制品，天天喝消毒奶。

未消毒奶的害处还没有说完，接下来要从林肯的母亲说起。

林肯幼年丧母，死因是喝牛奶，中毒而死。牛吃了一种草，里面的某种毒素进入牛奶。这种情况在当年不算罕见，因为养牛的让牛随便吃草。

这个故事告诉我们的是，小农场小牛棚更不安全，包括标榜有机的。大规模养牛的喂的是饲料，肯定不会出现吃进毒草的事故。小农场个体户就不那么严格了。这是天然食品和加工食品的一大区别。

目前未消毒奶及其制品引起的疾病主要是大肠杆菌、李斯特菌、沙门菌、弯曲杆菌等引起的疾病。美国明尼苏达州可以合法销售未消毒奶，该州卫生局于 2013 年发表了研究结果，发现喝未消毒奶的人因为喝未消毒奶而生病的概率为 1/6。

对于孕妇来说，喝未消毒奶的话，患弓形体病的风险增加 5 倍，患单核细胞增生李斯特菌相关疾病的风险增加 13~17 倍。因此孕妇不要喝未消毒奶。

消毒奶也有很小的可能被污染，特别是买回家后。鲜奶要放在冰箱里，尽可能少在室温放置，过有效期后要扔掉。更保险的办法是加热。加热可以杀死牛奶中可能存在的细菌，主要的问题是影响牛奶的味道。

中国的问题在牛奶的质量，如果因此喝未消毒奶的话，最安全的办法是煮沸。

另外一个问题是海淘来的和土生土长的关于牛奶致癌等谣言层出不穷，对于这类谣言要做到不信、不传，坚决辟谣。

16 大麦茶

大麦茶是日本、韩国和中国的一种饮料，其传统的做法是将大麦炒熟后，食用前像沏茶一样用热水浸泡。近几十年出现了袋装的磨碎的大麦，在日本已经成为大麦茶的主要形式。在韩国，也有将炒熟的玉米和大麦合在一起泡茶，这样玉米的甜味可以冲淡大麦的稍稍的苦味。另外还有将糙米炒熟而成的糙米茶。

茶是饮料的一种，饮料对于人类来说，主要的目的是为了补水，不管是主动的还是被动的。由于水没有味道，喝起来不爽，人们就想各种办法，大麦茶之类就是这些办法之一，因为有麦香，比水好喝，这样可以多喝进去些水。

正因为如此，在对待各式茶及饮料的时候，首先要考虑是在补水。

大麦茶之所以不怎么流行，是因为和真正的茶以及咖啡相比，缺了一样东西：咖啡因。咖啡因有提神效果，这是麦香不能比的，因此咖啡和茶流行开了，成为全球通行的饮品，大麦茶只局限在东亚。日本有玄米茶，是将糙米和绿茶混在一起，在某种程度上弥补了这个缺陷。

大麦是食物，炒熟后用开水泡，只要大麦本身没有质量问题，大麦茶在安全性上应该没有问题。然而喝大麦茶让日本人和韩国人提高到了对健康很有益的高度，宣称大麦茶有抗菌、促进血液循环、抗氧化、促消化、促进睡眠、有助于血液稀释等功效，这么一说由不得人不喝了。

日本人不仅带头宣扬，还真有些研究成果，那些几十年前的就不说了，看看近年来的几项。

抗菌能力来自 2006 年的一项研究，意大利的研究人员用不同的饮料处理模拟牙齿，发现大麦茶能够抑制导致龋齿的链球菌的吸附和繁殖，但这只是一项实验室研究，最多说明大麦茶有可能预防或减少龋齿的生成，其作用可能是影响细菌黏附在牙齿上，并不能证明大麦茶有抗菌效果。在此之后，并没有其他研究证实，更没有临床试验来证实，这样一个孤证无法证明喝大麦茶能够抵抗细菌感染。

一直都有关于大麦茶的抗氧化功能的研究，这种来自于植物的东西肯定有抗氧化物，问题是抗氧化本身已经站不住脚了，建立在此之上的大麦茶的健康功效也就站不住脚。如果追求这样的效果，吃大麦食物就是了，我们一日三餐已经摄入了足够

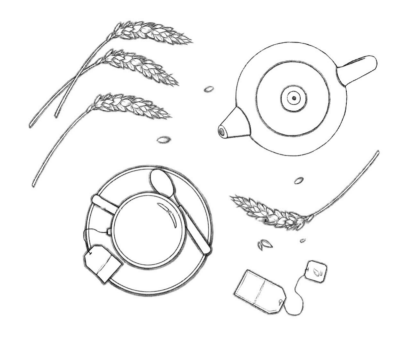

的这种抗氧化物，没有必要再多喝大麦茶。

关于大麦茶稀释血液是从烷基吡嗪推论的，研究发现烷基吡嗪能够降低血液黏度，这也只是一项研究的结果，而且很多东西比如咖啡和红酒都有烷基吡嗪，并非大麦茶所独有，而且稀释血液已经有了几种非常有效的药物，为什么还靠不知道管用不管用的大麦茶。至于促进血液流动，锻炼一下、泡个澡会更有效。

此外那些促消化等作用，也就是多喝水的效果。促进睡眠作用就更没谱了，是因为与咖啡、茶相比，大麦茶没有咖啡因，不会影响睡眠，改善就谈不上了，喝多了会多起几次夜，反而影响睡眠。

至于排毒或者清热解毒，纯属胡扯。

对于日本大麦茶的研究发现每千克含有致癌物丙烯酰胺200~600毫克，但这种含量远低于每千克含有 1000 毫克以上丙烯酰胺的土豆片及其他土豆食物，而且泡大麦茶用不了多少大麦，这点丙烯酰胺是不足以谈功效的。

大麦茶的味道有些苦涩，谈不上甘美，有人加糖，也有人偏爱其本来的味道。和茶相比，摄入的污染会少一些，因为大麦和茶叶相比污染少，更加保险的话可以自己制作，这也是其一大长处。大麦茶也不会对牙齿染色和对茶具上色。至于营养，因为泡在水里就没多少东西，水解的物质很少，更谈不上营养丰富，就是多喝点水吧，尤其适合对咖啡因敏感的人。

喝大麦茶还可以避免喝软饮料和其他饮料时摄入过多的糖，喝得惯就多喝，喝不惯就少喝或不喝，功效就是为了补水，没有那么多讲究。

17 关于绿茶的那些谣言

绿茶属于茶，喝茶健康吗？

大致来说，喝茶算一种健康的习惯。之所以健康，最根本原因并不是因为茶本身，而是泡茶的东西：水。

人们为什么喝茶？从生理的角度，就是为了补水。人体就是一大水缸，需要定期补水。但是白水不容易喝进去，于是人们就喝有些滋味的水，比如茶，比如咖啡，这两种东西有咖啡因，起到兴奋作用，便成为大众化饮料。此外还有可乐类软饮料，虽然也增加了饮水量，但同时喝进去大量的糖分，足以抵消补水的益处，便成了垃圾食物。

在很多情况下，我们吃东西是因为渴而不是饿，因此多喝水就能控制体重，同理多喝茶也能控制体重。体重控制住了很多慢性病就能预防和控制，并不是水或者茶对慢性病有什么直接的疗效。健康习惯和医学效果是两回事，能治病的东西未必吃了健康，吃了健康的东西很多不能治病。

茶有几种，绿茶是其中最时髦的，一个主要原因是绿茶和酵素、清汁等是东洋人最爱，日本人喝绿茶吃抹茶，一下子就和日本人长寿联系上了。

日本人也在努力证明这一点，他们也有这个实力，因为日本人普遍喝绿茶，很容易找到适宜人群。于是日本花了 11 年时间，跟踪了 4 万人，发现每天喝 5 杯绿茶的男性比喝 1 杯或不喝绿茶的男性的死亡率降低 16%，在 7 年期间冠心病死亡率降低 26%，女人则达到总死亡率降低 31%。

类似的研究还有一些，无论是实验室还是人体资料，发现喝绿茶能降压，降胆固醇，降低心脏病的发病率。但美国 FDA 就是不买账，在 2005 年和 2006 年两次否决了某公司在绿茶标签上标明"可能降低冠心病危险"的申请。美国的其他权威机构同样认为绿茶降低患心脏病风险的证据不足。

那么日本的流行病学追踪结果怎么解释？

流行病学追踪结果是不能和随机试验相比的，而且日本的那个追踪是一项整体实验的一部分，除了绿茶之外，还收集了其他因素。整体结果证明，这是因为日本传统饮食的效果，很难说是因为喝绿茶。

更重要的一点，日本的心脏病发病率在全球几乎是最低的，为什么不看看对日本的高发病的影响？

日本什么高发，比如胃癌。

在实验室内发现绿茶能够抑制胃癌细胞的生长，但人体试验的结果就不一致了。有的试验发现喝绿茶者胃癌发病率低；日本进行的一项 26 000 人参与的大型研究发现，喝不喝绿茶和得不得胃癌没有关系；还有的试验发现绿茶会增加患胃癌的风险。

这是为什么？

这就得说说茶叶的一个问题：污染严重，因为这东西不能洗泡，粘在上面的农药、重金属便全喝进去了，这还是合法生产的情况下，要是不合法就更难说了。各种茶叶中，污染最严重的是未经发酵和干燥的绿茶。此外茶含有氟化物、铝、草酸盐，这些东西喝进去都会出现健康问题。

对了，2006 年日本的一项研究，发现多喝绿茶的人比少喝绿茶的人更容易患食管癌。

如今几乎人人用电脑，这样绿茶又多了一个功效：防电脑辐射。这是从抗氧化物来的，因为绿茶富含抗氧化物，可是抗氧化物本身就是一个不靠谱的东西，电脑辐射也是一个不靠谱的说法，边上网边喝绿茶不是坏事，您还得冲着补水去。

咱们继续说绿茶防癌那些事，再看看乳腺癌。

在实验室，绿茶提取物可以抑制乳腺癌细胞的增殖。动物试验中绿茶也有效果，美国密西西比大学医学中心将绿茶中的抗氧化物加到 10 只雌性小鼠的饮水中，另外 10 只作为对照组只喝水，然后给小鼠注射乳腺癌细胞，发现喝了绿茶抗氧化物的小鼠的肿瘤比不喝的小三分之二。

且慢。这个实验和其他很多类似的试验一样，存在着一个问题：量。

动物试验并不考虑剂量是否影响动物的健康，这个试验用的抗氧化物量如果换算成绿茶的话，要每天喝 15~30 杯，连续喝 5 周才能见效。唯一的效果是应了《本草拾遗》对喝茶的评价：久食令人瘦。一不留神成了唐朝的穷人，没东西吃只好喝茶，别说癌细胞供血不足，其他地方也供血很不足。

到了人体试验，结果就不一致了，一项大型试验发现不管喝什么茶，都不能降低患乳腺癌的风险。荷兰进行了 12 万人参加的喝茶抗癌研究，用的不是绿茶，结果表明喝茶和预防癌症无关。美国国家癌症研究所找了 42 个患前列腺癌的患者每天喝绿茶 4 杯，4 个月后没有一点效果，70% 的人已经喝得忍受不住了。

绿茶与癌症的关系研究大多来自亚洲国家包括中国，质量不高。美国 FDA 和国立卫生研究院（National Institutes of Health，NIH）的看法是没有证据表明喝绿茶可以降低患癌的危险。与饮茶能预防心脏病一样，不无可能，但尚无证据。只有减少身体脂肪的效果，目前也只是短期效果。美国国家癌症研究所对于喝绿茶防癌的说法表示没有证据，既不支持也不反对。

在肝病上，发现喝绿茶有可能减少肝病的发病率，但要喝到 10 杯以上，喝那么多，咖啡因的量就太多了。

饮茶与糖尿病研究方面，在临床试验上结果不一致。

最近一项小型研究发现绿茶提取物对唐氏综合征患者有帮助。

除了污染之外，绿茶的安全性没有什么问题，但绿茶提取物就难说了，因此还是喝绿茶，不要碰绿茶补充剂。

绿茶食品是今日健康食品的一大类，在全球范围内已经很有市场了，但和喝绿茶一样，吃绿茶食物没有任何可信的医学上的证据，就是口舌之享吧，其中的抹茶冰激凌、抹茶点心等更不能因为加了点绿茶粉就改头换面成了健康食品了。

爱喝绿茶请继续喝，不爱喝也没必要为了所谓的健康效果去喝，对待绿茶食品也一样。如果无法保证食品安全，还是少吃少喝为妙。

18　咖啡益处多

最近有关咖啡的研究有那么几项，待我喝杯咖啡，慢慢聊聊。

虽然美国文化中咖啡的成分很大，但英国文化中茶的地位很高，再加上亚洲那众多饮茶人口，两者不相上下。

而在科研上，茶就无法和咖啡叫板了。关于咖啡的研究，数量多，规模大，质量高，原因有两个：一是美国财大气粗，他的人民喝咖啡，投在咖啡上的钱多，其他的流行病项目也很容易加进喝咖啡这个因素；二是咖啡比茶容易定量，咖啡是一次性喝的，茶是反复泡的。咖啡可以用咖啡因含量作为定量的标准之一，虽然不理想，但聊胜于无，茶在定量上就比较难了。

正因为这样，从文献的角度看似乎喝咖啡比茶好，但也是有两点因素。一是咖啡研究得多、广、深，自然就显得高大上；二是从预防污染的角度，咖啡强过茶，在原料上，咖啡是树籽，本身有防虫能力，用不着撒农药，而茶为叶子，无论从人为喷洒，还是被动环境污染上都比咖啡的污染程度高。从加工上，咖啡在预防污染方面也胜过茶。

咖啡里的咖啡因大概是茶的 5 倍，所以喝咖啡比喝茶提神，同时喝咖啡也比喝茶影响睡眠。2015 年下半年发表的一项研究对这一现象给出更为明确的解释。

这是一个双盲对照试验，但是样本数太可怜，就找了 5 位志愿者，2 男 3 女。就这么几号人还分四组，一组在暗光的情况下吃 200 毫克咖啡因片，一组在同样的情况吃安慰片。另外两组是在强光的情况下。连吃七七四十九天，吃的时间在睡前 3 个小时，定期采取唾液以检测褪黑素的水平。结果发现在暗光的情况下，咖啡因会将夜间生物钟延迟 40 分钟，3 个小时的强光会导致夜间生物钟延迟 85 分钟，3 小时的强光加咖啡因会将夜间生物钟延迟 110 分钟。

这个结果在细胞试验上得到证实。

总有人来私信诉说睡眠不好，首先睡觉前几个小时内不要喝咖啡因，也不要喝茶和其他含咖啡因的饮料，或者吃巧克力等带咖啡因的食物。其次学虎老师，过午不饮咖啡，要养成这种习惯。

再说一个好的结果，2016年初的一篇综述整合分析了9项长期国际研究，参试人数超过43万，得出了多喝咖啡可以减少肝硬化风险的结论。多喝两杯咖啡，可以将患肝硬化的风险降低44%，将死于肝硬化的风险降低50%。

咖啡护肝的效果在临床实践中早就被观察到了，具体的原理可能是咖啡中含有抗炎症成分，还可能有阻挡乙肝病毒和丙肝病毒的成分。

这项分析结果的妙处在于不像其他研究结果那样每天要喝4~6杯咖啡，喝2杯就够，对于中国人来说容易实现。但因为是观察性的结果，不像对照性试验那么可信。特别是对于中国这种肝病大国，是不是能够获得同样益处还未可知。

喝咖啡对于肝有好处这一点，得到了几项研究的肯定。也经常有人来问，或者是为父亲，或者是为丈夫，因为喝酒的机会很多，还有不少人爱喝酒，另外就是慢性肝病、乙肝病毒携带者的情况，这些情况在中国很常见。符合这些情况，可以试着喝咖啡。但是对于酗酒或者经常饮酒的情况，还是要努力限酒或者戒酒，咖啡最多只能起辅助作用。

综上所述，早上到上午，喝两杯咖啡是值得的。不过这个杯不是欧洲人那种装格调的小杯，而是美国牛仔般粗犷的大杯，1杯150毫升，2杯就是300毫升，到了这种程度，咖啡真的得喝而不是品尝。

写到这里，一大杯咖啡喝尽了。让咖啡在身体里流动一段，等开喝第二杯咖啡的时候，咱们再继续聊。

喝大杯的觉得喝小杯的贵族派头，喝小杯觉得喝大杯的酷。

美国人边走边喝，争分夺秒，要不然怎么能一天喝进去6杯? 快1升了呀。

为什么非要喝6杯?

还有一项研究是关于喝咖啡与多发性硬化症的。多发性硬化症是一种慢性神经系统疾病，最终会导致瘫痪。分别在瑞典和美国进行的研究都证明喝咖啡会降低多发性硬化症的风险。

瑞典的研究发现每天喝6杯（900毫升以上）咖啡能够将多发性硬化症的患病风险降低28%~30%。美国的研究发现喝得更多，至少5年、每天喝948毫升以上可以将多发性硬化症的患病风险降低26%~31%，有症状时喝不管用。

稍稍延伸一下，喝咖啡可能对其他精神系统的问题也有好处。若是觉得思维迟钝了，或者不正常了，试着多喝些咖啡，可能有点效果。

每天喝6杯咖啡，有难度，而且不是每个人都能喝这么多。这项研究进行了生育力与环境的研究，在美国对344对夫妻喝咖啡因饮料、吸烟、服用复合维生素等进行了调查，专注在怀孕前到怀孕后7周的时间段。这344对夫妻中98对（28%）流产，经过分析发现不管是男方还是女方，在怀孕前每天喝2杯以上含咖啡因的饮料，当然包括咖啡了，会将流产的风险增加73%~74%。

经常有人问怀孕期间能不能喝咖啡，问这个问题的都是爱喝咖啡的。以前权威机构的回答是限制在 2 杯以内，现在这个问题的回答可能要更新了。对于备孕期间的男女和刚刚怀孕的女性来说，首先要检查一下平时吃的、喝的东西中有多少含咖啡因的，茶、可乐都包括，能少喝就少喝，不喝最好，不要喝过 2 杯。女方怀孕后第一孕程也要这样。

那么特爱喝咖啡的备孕男女和孕妇怎么办？

还有一种情况，想获得咖啡的益处，可是对咖啡因太敏感，喝不多怎么办？

有办法，脱因咖啡。

脱因咖啡基本不含咖啡因，对于那些酷爱咖啡的人来说，可能感到淡而无味，对于虎老师这种对咖啡因敏感的人则是多喝咖啡的出路。最让人高兴的是咖啡的益处不是咖啡因带来的，而是咖啡中的其他物质，所以脱因咖啡和普通咖啡是一样的。

比如这项研究，分析 5100 多名刚刚被诊断为大肠癌的患者，以及 4000 多名没有患大肠癌的人的资料，看他们喝哪种咖啡。发现喝咖啡会降低患大肠癌的风险，而且和喝的量有关。每天喝 1~2 杯，可以降低 26%，每天喝 2.5 杯就能降低 50%。这种益处和咖啡的种类无关，不管是煮的、过滤的还是速溶的，也不管普通的还是脱因的，都会有这样的益处。

这个研究的结果鼓舞人心，既不用喝 6 杯，也可以喝脱因的。但是不要因为喝咖啡而对大肠癌放松警惕，50 岁以上人群每 10 年应该做一次肠镜，有家族史的要早做、勤做。

还有一点再次强调，咖啡是好东西，但喝咖啡时候加的糖之类不算，不要因为加的糖让咖啡由好变坏，学虎老师喝黑咖啡吧。

19　谈谈饮料

进了餐馆，领位的带到桌前，坐下，领位呈上菜单，特意把酒水单放在上面。没多久堂倌过来："几位喝点什么？"

"水""水""水"。

虎老师及其同伙进餐馆，店家就甭指望从饮料上赚钱，当然了，健康是关键。

饮料不健康一度是因为含有较高的热量，饭菜已经吃得够多了，再喝几杯饮料，不长肉等什么哪？自从声讨糖开始后，饮料之不健康就落实到其中的糖上面了。

可怕的糖

糖的热量是空白热量，没有其他营养，只提供热量。饥荒年代饿晕了吃几块糖能缓过来，现在多吃糖肯定长胖，然后各种健康风险。

饮料为什么加糖？因为好喝，顾客爱喝才能多卖。

世界卫生组织（World Health Organization，WHO）建议每天吃25克添加的糖，一罐可口可乐里面添加了39克糖，一罐百事可乐里面添加了41克糖，这种东西喝一罐就超过了一天的添加糖的推荐摄入量。

人们渐渐意识到软饮料不健康，开始转喝果汁和冰沙，这类产品也趁机抢市场，健康冰沙、100%果汁等开始大行其道。可是真实情况怎么样呢？

研究人员对市场上的这两类东西进行了研究，发现号称100%纯果汁的饮料中添加的糖会高达每100毫升10.7克，冰沙中添加的糖可达每100毫升13克，这两类中40%的产品添加的糖达到每包装19克。这是美国市场的情况，中国市场的同类产品只会更甜、甜得多。回国时尝过一些饮料，橘汁、苹果汁、冰红茶之类，就一个感觉：太甜！添加的糖太多了。

根据这个研究结果，研究人员一方面呼吁政府介入，迫使厂家停止在这两类以健康为卖点的产品中添加糖；另一方面建议消费者尤其是儿童不要再喝这两类东西，而是吃水果，如果非要喝的话，加水稀释后再喝，这样能少喝进去糖。

政府介入是有效果的，墨西哥对糖饮料加税，导致糖饮料销售下降12%，与此同时，不加税的饮料，比如瓶装水的销售额上升，通过税的杠杆，在一定程度上干预了民众喝什么的习惯。

当然了，政府也知道，靠税是不能控制墨西哥严重的肥胖症流行现状的。

多吃糖，摄入了很多热量，结果身体增加了很多脂肪，长期下来就成了肥胖症。脂肪中最不好的是内脏脂肪，如果内脏脂肪过多，就会影响激素功能，增加 2 型糖尿病和心脏病的风险，甚至和老年痴呆、某些肿瘤有关。每天喝 1~2 份高果糖或蔗糖饮料会增加患 2 型糖尿病（26%）、心脏病发作（35%）、中风（16%）的风险。

内脏脂肪的指标是腰围，男人腰围超过 100 厘米、女人腰围超过 90 厘米就被视作内脏脂肪过多，会导致健康风险严重增加。一项为期 6 年的研究发现，每天喝含糖饮料的人的内脏脂肪增加了 852 立方厘米，经常喝含糖饮料的人的内脏脂肪增加了 707 立方厘米，偶尔喝含糖饮料的人内脏脂肪增加了 649 立方厘米，接近不喝含糖饮料的人。证明饮料中添加的糖直接导致内脏脂肪的增加，从而对健康有害。

当然也不纯粹是坏消息。一项研究发现含糖饮料会减缓精子活动能力，但只体现在健康的体重正常人群，超重者和肥胖者多喝含糖饮料并不影响精子活动能力。世界是我们的，也是你们的，但归根到底是胖子的。

减肥饮料

饮料里为什么放那么多糖？是为了让人越喝越上瘾，这样厂商才能赚钱。糖的危害越来越得到重视，饮料厂商也得想办法，就这样迎合健康潮流的"减肥可乐"大行其道，减肥可乐类软饮料已经占据了 10% 的碳酸饮料市场。

减肥可乐使用不含热量的人工甜味剂，一罐 330 毫升的减肥可乐含 1.5 卡热量，而同样的可乐含 142 卡热量，对那些每天不停地喝软饮料的人，喝减肥可乐类饮料每天会少摄入几百甚至上千卡热量，起到控制体重的作用。

对减肥可乐的顾虑主要在人工甜味剂上。

饮料中使用的人工甜味剂主要是阿斯巴甜，人们普遍认为天然的东西好，从味道上看确实如此，如果从成分上看，天然的甜味剂确实含有某些维生素和矿物质，但天然的甜味剂通常都经过精制，这些营养成分都去除了，因此在营养上人工和天然甜味剂没有太大的不同，都没有营养。两者的区别在人体代谢上。

人体接收甜味的受体很不敏感，自己学做糕点的人一开始都会被配方中所加的糖量吓着，软饮料之所以要加那么多糖，原因也是一样，让人觉得甜，必须要用大量的糖。但人工甜味剂可以让人体甜味受体很敏感，很少的量就让人觉得很甜了，那些料包里人工甜味剂的含量极少，绝大部分是填料。

关于人工甜味剂的安全性一直有争议，特别是人工甜味剂会不会引起癌症。美国国家癌症研究所（National Cancer Institute，NCI）认为没有什么证据，早期的研究都是来自动物的。20 世纪 70 年代发现沙卡林糖精在实验大鼠上引起膀胱癌，导致美国国会立法在含有沙卡林糖精的食品标签上写上在动物上致癌的警告，后来发现沙卡林糖精在大鼠身上致癌的机制根本不存在于人体，到 2000 年沙卡林糖精从致癌物名单上去掉了。

1996 年一篇报道认为 1975 年到 1992 年美国脑瘤增加和阿斯巴甜广泛使用有关，但 NCI 发现早在 FDA 批准阿斯巴甜之前脑瘤发病就开始增多了，而且多是 70 岁以上老人，这个人群摄入阿斯巴甜很少，这个联系不成立。

2005 年一项实验室研究发现阿斯巴甜会导致大鼠得淋巴瘤和白血病，但所用剂量极大，换算成减肥可乐的话，每天要喝2000 罐才能满足致癌的剂量，这个也用不着担心。

到目前为止，没有可信的关于人工甜味剂致癌的研究结果。

FDA 对阿斯巴甜的推荐量是不超过 50 毫克每千克体重，相当于男人 20 罐、女人 15 罐可乐，如果喝咖啡时加人工甜味剂，每杯放两包的话，相当于男人 116 杯、女人 79 杯咖啡，每天15 或20 罐可乐还有可能完成，79 杯或116 杯咖啡则很难完成。每天要喝五六罐减肥可乐的话，要担心的是摄入的咖啡因和碳酸过多，根本不用担心人工甜味剂。

说到这里，还是不能给人工甜味剂下结论。普度大学的一项研究发现，因为人工甜味剂不是真的糖，等于在欺骗人体。当人体发现没有得到所期待的真糖后，就会不知所措，时间久了就不上当了。等到喝减肥可乐的人真的吃糖的时候，人体同样当假糖处理，不释放激素去调节血糖和血压，增加患代谢综合征、2 型糖尿病和冠心病的危险，还可能引起体重暴增。

这正是故事里说的"狼来了"的次数喊得太多，没人相信了，等狼真的来了，就没人救了。

2016 年的一项动物实验发现阿巴斯甜阻断了预防肥胖的酶，这解释了为什么减肥可乐会增肥。

人工甜味剂的研究在继续进行中，目前的看法是，少量吃人工甜味剂是安全的，但减肥可乐在预防肥胖症上没有可靠的证据，还得花钱买。能不喝就不喝，争取渴了喝水。

所以，要学虎老师，遇上问"您几位喝什么？"时，要异口同声地回答："水！"

就这样，又省钱了。

最后提一点，多喝水减肥只适用于：①用水替代饮料；②同时少吃其他食物。否则效果只是胖子多去几趟厕所。

20 细数功能性饮料的"恶"

"虎老师，您能抽空写写功能饮料的文章吗？孩子有时候会喝功能饮料，周围朋友说那个不能喝，甚至有说含激素影响性发育的……"

又见激素妖魔化。追求阅读量点击率的结果就是这种极端的东西越来越多，就靠着语不惊人死不休来赚眼球。

功能性饮料有它的问题，但和激素、性发育毫不沾边。

功能性饮料从广义上说是非酒精饮料，因此包罗万象。如果细分的话，再结合亚太地区的特点，可以分三类：运动饮料、能量饮料和保健饮料。

任何一种功能性饮料都有一个益处：补充水

分。因此喝饮料不是一无是处，但这个益处完全可以通过喝水来实现。功能性饮料要比水贵得多，这之间的差价就是功能性饮料所宣传的其他益处所叫卖的钱。

它们所宣传的其他好处是否值得那价钱？那些好处是否真的有那么好？有没有害处？

过去十年，功能性饮料的市场发生了很大的变化，不再像从前一样，局限于提供营养和满足运动的需求，而是迎合全球的健康生活习惯的风潮，打健康牌。中国又是功能性饮料的新市场，2014 年功能性饮料在中国市场增长率 14%，达 140 亿美元，并以年增长率 9% 的速度持续增长。中国人的钱袋，向功能性饮料敞开。

运动饮料

运动饮料声称能够在训练和比赛后补充运动员所丧失的水分、电解质和能量，并进而将市场扩张到所有进行体育锻炼的人，因为政府和专家们呼吁人人锻炼，这样运动饮料的顾客就几乎涵括了所有的人。这类饮料通过体育比赛和知名运动员大做广告而深入人心，著名的品牌有 Gatorade、Monster 等，市场很大，例如 Gatorade 已经成为百事公司旗下第 4 大品牌。

运动饮料分三大品种：

- 等渗饮料。含有和身体相同浓度的钠和糖。
- 高渗饮料。含有比身体钠和糖浓度高的钠和糖。

- 低渗饮料。含有比身体钠和糖浓度低的钠和糖。

大多数运动饮料是等渗饮料，每 250 毫升含糖量 13~19 克，喝上 500 毫升就超过了权威机构建议的一日摄入 25 克糖的量。如此多糖的理由不是在运动和锻炼期间丢失了糖分，要补充，真正的理由是甜甜的好喝。

运动饮料所宣称的效果并没有科学的证据，尤其是在普通人日常锻炼上。一项有关 Gatorade 的研究发现，除非进行 90 分钟以上的体育锻炼和比赛，否则用不着额外补充糖和电解质。至于钠，按照澳大利亚运动研究所的说法，锻炼期间补充过量钠会引起胃肠道问题或者液体平衡失调，还有可能导致钠诱导的痉挛。饮料中的钠可以缓解低钠血症，但只适用于连续运动 4 小时以上的情况。

运动饮料还宣称能提高成绩，但经过研究后发现毫无证据，那些有限的证据是来自运动员的。对于大多数人来说，喝运动饮料会导致体重增加，如果想避免的话，只有玩命锻炼。从某种意义上讲，一些喝运动饮料后锻炼时间增加的人，只是为了保持体重而已，他们锻炼所得到的效益完全被运动饮料所抵消掉了。如果做不到玩命锻炼的话，就只有增加体重。哈佛大学的一项研究发现十几岁的青少年每天喝一瓶运动饮料，两年内体重增加 1.6 千克，因此研究人员认为，和含糖汽水相比，运动饮料与体重增加的关系更密切！

因此，要将运动饮料等同于软饮料一样对待，不要喝也不要让孩子喝。我们家从来没有购买过这类饮料，所以我儿子没有喝这种饮料的习惯，需要的话就多喝水、喝牛奶、吃水果蔬菜。

喝饮料和吃什么样的食物一样，孩子的习惯是随父母和由父母养成的，父母天天喝各种饮料，孩子就会养成了喝各种饮料的习惯，他的孩子将来很有可能也养成这样的习惯。想不让孩子喝，首先得自己不喝。

教育孩子是父母不可推卸的责任，养成良好的饮食习惯也是父母不可推卸的责任，生了孩子就背负着这样的责任，别人是无法替代的。同时也是父母的成就感，孩子上了好的大学、成长了是父母的成就，孩子养成良好的饮食习惯，同样是父母的成就。

能量饮料

这类饮料含有刺激物，主要是咖啡因，它们主打的是可以提供精神和体力上的刺激。可口可乐和百事可乐最初都属于能量饮料，但咖啡和茶则不属于能量饮料。

能量饮料主打对象是年轻人，66% 的顾客的年龄在 13~35 岁之间，男性占 65%。用途主要是防困，美国多达 20%~70% 的高中生、大学生和年轻人为了学习、完成功课或工作而喝这类饮料。

这类饮料知名品牌有红牛和 Monster，这类饮料还常常和酒精类饮料兑在一起喝，例如红牛和伏特加经常兑在一起喝。

青少年和年轻人喝这种饮料有很大一部分是因为不得已，因为功课太重。我儿子在高中的时候每天放学先参加各种活动，到了晚上才有时间做功课，当然也有不抓紧的因素。不做也不是不可以，就很难拿 A。困倦怎么办？很多人就靠能量饮料来提神。

我儿子靠喝咖啡，因为平时不让他喝咖啡，这样到了需要的时候喝还是很有效的。饮料类的特点是靠糖来引诱人，这就要靠从小的培养，不让孩子养成一张甜嘴，家里没有饮料，以至于到了别人家里喝可乐的时候他都不习惯。现在在大学里学习还是很紧张，但是没有养成靠能量饮料提神的习惯或者成瘾性，也就少了家长很多担心。

如果读一下能量饮料的标签，看上去里面含有的各种东西不少，各种维生素的，但如果注意一下糖的量就明白了，一罐红牛 27 克糖，超过了权威机构一天的推荐量。现在有了低糖或者无糖的红牛。此外咖啡因的量是不标记的，各种能量饮料咖啡因含量不一，红牛属于低的，等于一杯普通咖啡的含量，有的能量饮料的咖啡因含量很高。目前认为每天摄入 400 毫克咖啡因是安全的，等于 5 罐红牛的量，但有的能量饮料一罐就超了。

说到咖啡因，星巴克之所以受欢迎，是因为他家的咖啡含咖啡因量高，一杯咖啡的咖啡因含量高的达到 330 毫克。

咖啡因的问题是什么？

2015 年，WHO 对能量饮料发出警告，认为摄入过多的咖啡因有以下几个危险，一是咖啡因过量本身导致心悸、高血压、抽搐、恶心呕吐，个别情况甚至导致死亡；二是会减少胰岛素敏感性而增加 2 型糖尿病的风险；三是孕妇会出现流产、死胎、胎儿体重过低；四是影响儿童、青少年的神经和心血管系统；五是诱发寻求刺激的行为；六是会使用或者依赖其他有害物；七是影响牙齿健康；八是肥胖。

其他研究也对能量饮料持反对态度，除了上面这些风险外，发现能量饮料还会增加心脏病的风险等。

除了咖啡因和糖之外，能量饮料里添加的其他号称有营养和对健康有益的东西的效果还没有可信的证据，其长期服用的副作用，特别是和咖啡因的联合效果更不清楚，比如牛磺酸，正是这些东西使得能量饮料比咖啡凶险得多。

能量饮料的提神作用长期下去对身体是有害的，充足的睡眠是健康所必需的，年轻人睡眠不足会对健康产生深远的不良影响。他们睡眠不足在很大程度上不是因为学习和工作所必需的，而是因为社交媒体的兴起，占据了他们本来应该睡觉的时间，因此要让他们改变生活习惯，把业余时间优先用在睡眠上，而不是通过各种手段继续剥夺睡眠。

目前，能量饮料是功能性饮料中最受诟病的，如果自己或者孩子还在喝，就赶紧戒了。

对于咖啡，咖啡里面的其他东西看起来对健康有好处，特别是肝，如果追求这种效果的话，可以喝脱因咖啡。孕妇和哺乳期妇女是可以喝咖啡的，但咖啡因的量要控制在每天 200 毫克之内，这样就要考虑到茶、巧克力等含有咖啡因的饮食，能量饮料就更不能喝了。

保健饮料

这一类是大杂烩，也是功能性饮料的新兴市场，主打是健康，有极强的迷惑性和欺骗性。

强化水

这类东西首先是水，但水不能卖出多少钱，一箱子瓶装水还不到一个西瓜钱，因此必须把水强化，当然强化是以健康的名义而不是以钱的名义。

这类产品最有名的是可口可乐公司的维生素水，有各种颜色和味道，号称里面加入了维生素和矿物质，主要成分有钾、维生素 C、维生素 B_6、维生素 B_{12} 等。

消费者权益组织公共利益科学中心（Center for Science in the Public Interest，CSPI）将可口可乐告上法庭，因为每瓶维生素水含有 33 克糖，根本不应该宣传为可乐的健康替代物，澳大利亚和英国有关机构也因为维生素水所含的糖而讨伐维生素水。可口可乐也出产了不含糖的维生素水，可是不好卖。

即便喝不含糖的维生素水，也只能喝进去少量的而且少数几种维生素和矿物质，远比从食物中摄取的少，这些维生素和矿物质是可以很容易地从食物中摄取的，没有必要通过饮水的途径摄取，纯粹是花冤枉钱。

其他的某某水就更乱了，富氧水、活性水、弱碱水、低氘水、离子水、频谱水、磁化水、能量水、纳米水、富氢水，等等，这些东西比维生素水差远了，纯粹是披个科学概念来圈钱。

强化果汁

先看看 100% 果汁，市售的 100% 果汁言过其实的多，就算是真正的 100% 的果汁，意思是没有添加糖或者人工甜味剂的纯果汁，在制备过程中去掉了纤维，远不如吃水果健康。

100% 果汁已经如此了，那些非 100% 果汁就更谈不上健康了，其中还有一些很不便宜的强化果汁，比如果汁加上 Omega-3，这种强化果汁的 DHA 和 EPA 量很少，远不如吃块鱼。还有果汁加上纤维,这种纤维是合成的,除了导致肚子不舒服外,不能证实有健康效果,正确的办法是吃水果。再说能量强化果汁，加上咖啡因了，就和前面说的能量饮料一样有问题。还有果汁加上抗氧化物，抗氧化物就是个圈钱的概念，加上抗氧化物或者其他这类东西并没有可信的健康效果，还是在圈钱。

果汁类包括纯果汁、果汁和强化果汁，喝这些果汁不仅仅是花冤枉钱，而且会多摄入很多热量，比可乐强得有限。除非孩子不愿意吃水果，才选择喝果汁，而且要自己榨汁，让孩子喝纯果汁，什么都不要添加。

茶饮料

茶是大众饮品，以茶的幌子做出的茶饮料则都是不健康的东西，其实就是含糖饮料，尤其是因为广告效应而大卖的凉茶。凉茶如果不加各种药材，只不过和软饮料一样，真加了各种药材，就要比其他饮料对健康更有害，因为那些药材很可能对肝肾有损害作用。中药首先是治疗作用，而不是所谓的保健作用，它们会增加肝肾的负担，长期服用的话会导致肝肾受损，或者直接地对肝肾造成不可逆的损害。

那些冰红茶、绿茶等也都是拿茶味当幌子而已，尤其是绿茶饮料，和绿茶食品一样，说是绿茶抹茶，其实就是在喝糖吃糖，糖的坏处一样没落下，绿茶的好处却一样没有得到，何况绿茶究竟有没有好处目前还很难说。所以不必为茶饮料掏钱。

大豆饮料

豆浆属于大豆饮料的一种，如果自己做、不加糖的话是健康的，但很多人喝不惯纯豆浆，需要加糖，还有加盐的，这样一来就走到了健康的反面。

除了豆浆以外，还有各种大豆饮料，这些东西从营养角度远不如豆浆，而从糖的角度则有过之无不及，因此也是不必沾的一类饮料。

乳酸菌饮料

这种东西是在占酸奶的便宜。跟酸奶的营养不可同日而论，这种饮料是以鲜乳或乳制品为原料，经乳酸菌类培养发酵制得的乳液，然后加入水、糖液等调制而成的饮料，并非酸奶那样只是牛奶或奶制品酸化。即便是罐装酸奶，也因为添加了太多的糖而不可多吃，真正健康的是自制酸奶或者买无添加的纯酸奶。

益生菌饮料

这类饮料和乳酸菌饮料是一路货色，益生菌本身就是一个赚钱的概念，那么少数几种菌喝进去能有多少到了肠道还不一定，到了肠道能不能起作用也不一定，真起了作用是好是坏还是不一定，健康效果更是未可知。

上面只是列了几大类，保健饮料还有很多，都是打着健康的旗号，喝的其实是糖水，有些还可能有害。

最后总结：功能性饮料是不健康的东西，这个钱可以省了。

21 富氢水是炒概念

一封私信："*虎老师，来科普一下这个日本水素杯，我觉得不科学，卖 2600~3600 元一个水杯。打着养生名号的产品好挣钱。*"

水素杯，日本货，水放进去，一通电，就生成了听起来很"高大上"的水素水。

水素水，日语名称，学名是富氢水（hydrogen rich water）。富氢水是神奇的某某水家族的成员之一，这一族有六角水、碱性水，还有强强合作的富氢碱性水等。这些神奇的 ×× 水属于同一大类产品：营销骗局。

水素水是建立在自由基理论之上的，自由基是机体将食物转变成能量的副产品，呼吸、阳光照射在眼睛和皮肤上也会产生自由基，自由基理论认为这些自由基对细胞的损害是衰老的原因。在年轻的时候，机体靠超氧化物歧化酶来控制住自由基，年老之后，超氧化物歧化酶不管用了，等自由基损害到了一定程度，机体便走向死亡。延缓衰老的办法是通过大名鼎鼎的抗氧化物。

20世纪90年代，抗氧化剂火了起来，相信自由基理论的人们认为找到了不老的"青春泉"。但是迄今为止的临床研究结果，让抗氧化物从青春泉变成了泥车瓦狗，也使得自由基理论被质疑得千疮百孔，但并没有改变抗氧化物日益充斥我们生活的现状，从饮食到化妆品，到处都是抗氧化物。

水的化学结构是两个氢原子和一个氧原子，氢就是一种抗氧化剂，但水分子中的氢原子不是游离的氢，水素水就是含有很多游离氢的水，办法是用金属镁来产生氢气，认为这样一来水里面有丰富的抗氧化剂，喝进去或者洗浴都有不可言状的功效。

自由基理论和抗氧化物的神话早就站不住脚了，以此为基础的水素水能靠谱吗？

目前那些富氢水的研究很有限并且缺乏长期影响的数据。

效果之一是预防代谢综合征。日本一项研究20位有代谢综合征风险的人喝了8个星期富氢水，发现相关指标比如血胆固醇有改变。但是才20个人，能不能多些试验对象？或者多喝一段时间？指标改变还受其他因素影响，比如水喝多了，饭就吃得少了。

　　效果之二是增进糖尿病和糖尿病前期患者的健康。也是日本的研究，也是喝 8 个星期，发现指标改善。和上面的试验问题一样，规模太小，喝的时间太短。

　　效果之三是改善患者放疗后的生活质量。这是韩国的研究，是水素杯厂家资助的。49 个肝癌患者，试验周期为 6 周，得出改善生活质量的结论。依然是超小型的短期试验，而且生活质量的改善是很难说的。

　　能拿得出手的就这么多，其他是动物实验。可是宣传起来就不是这么局限了，健康、美容、减肥等无所不能。

　　现有的试验主要是在日韩做的迷你型试验，研究质量很差，根本不能作为证据，只能说是初步结果。而且这些试验所应用的水素水里面的氢浓度大大高于水素杯所产生的水素水的氢浓度。

　　从安全性角度，根本没有长期试验的结果，有些人反映喝了腹泻、烧心、头痛，是否因为镁离子过量就不得而知。

　　因此完全可以这样说：水素水和其他的神奇的 ×× 水一样是伪科学，水素杯、水素棒之类的东西是骗人的。

　　水，是我们生命所不可缺少的东西。每天要补充足够的水分，这个水不是各种乱七八糟的 ×× 水，也不是软饮料、凉茶和其他汤汤水水，而是纯的水。

　　只有喝纯水，才算喝水。

22 有蔬菜吃，就别买清汁

"虎老师，能说一下最近很火的大麦若叶清汁吗？"

能，虎老师今儿要敞开了说一说。

当今中国，很火代表着什么？代表着 e 租宝。大麦若叶清汁还混不成庞氏骗局，只是海淘掀起的小浪。

清汁的原料主要有羽衣甘蓝、明日叶和大麦若叶，这货是什么时候出现的？不是日本自古就有，而是 1943 年由一位叫远藤仁郎的人发明了。

1943 年是个什么情况？

日本侵略中国正深陷泥潭，又和美国开战，等

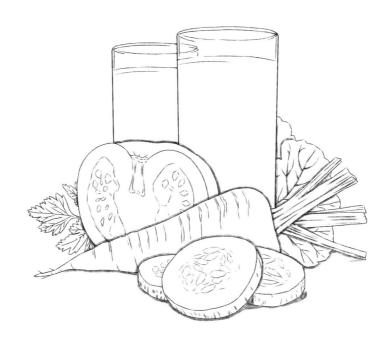

人家战争机器发动起来就开始吃苦喽。远藤仁郎是个军医，待在本土，全家吃不饱呀，就到地里捡人家不要的菜叶，天天啃菜叶咽不下去呀，这才发明了把叶子捣成汁的办法，虽然很苦但捏着鼻子能喝进去。

苦到什么程度？日本的电视节目做游戏，谁输了喝一瓶清汁。近年来改进了，减少了苦味，菜叶里的成分丢失得就更多了。

关于喝清汁的好处，网上列了一长串，其一是充满时代魅力的减肥。喝清汁确实能减肥，前提是您要按远藤仁郎家的饮食结构吃，除了清汁之外基本上不吃什么，何愁肥之不减？其实就是少吃，连清汁都不喝，同样达到减肥的效果，还省钱。

其二是排毒，关于排毒，虎老师有专文介绍，中心思想就是排毒之说不靠谱，以排毒为幌子的东西能靠谱么？与此相关的吹嘘有调节肠胃和治疗便秘，调节肠胃就是一个口号，能治便秘的是膳食纤维，清汁和蔬菜比，膳食纤维少了不少，肯定比不上直接吃菜。要是清汁真能管便秘，那就是不干不净，腹泻了。

其三是营养，不外乎抗氧化物、花青素、维生素、矿物质之类，听起来不错吧，那些东西蔬菜里就有，为什么不直接吃蔬菜，非要把蔬菜叶子捣成了汁？是老得没牙了，还是过瘾呢？这些东西虎老师都有专文，这些东西宣传得太浮夸了。

其四是酸性体质，本身就是伪科学，日本也有不少人信，建立在这种伪科学之上的说法自然是"加强版"伪科学。

其五是日本人长寿的秘诀，日本人长寿一是因为明治维新后现代医学的功劳，二是日本人人口密集，只能群体性地少吃，少吃几口天长地久。三是日本没有像美国黑人和拉美裔这种拖平均寿命后腿的，如果和美国的华裔比，日本的人均寿命已经落后了。

清汁对于日本人有一定的意义，去过日本的都知道，日本的蔬菜贵，导致日本人蔬菜吃得少，虎老师在日本旅游的时候，馋蔬菜馋死了。在这种情况下，靠清汁能够在一定程度上解决部分营养问题，而且还免得菜叶烂在地里或者扔掉，是一种适合日本情况的节约招数。但是如果不存在蔬菜昂贵或者缺乏原因，就没有必要吃。清汁只是蔬菜的副手，有蔬菜就用不着清汁，直接吃蔬菜与喝清汁相比好处多多，有蔬菜吃，就别买清汁。

有人说，平时吃蔬菜少，能不能用清汁代替？

自己想一想，吃蔬菜少的原因是什么，改！

23 醋就是醋，不是药

醋是另外一种有悠久历史的食药两用的食物，最早用醋的是巴比伦人，然后成了埃及人的挚爱之一。

为什么叫之一？因为除了醋，还有蒜。迷人的古埃及文明就是这么有味道，比如下面这个伟大的八卦传说。

话说罗马后三巨头之一马克·安东尼招埃及艳后克里奥佩特拉七世到塔尔苏斯相会。于是紫帆出埃及，鼓乐声中观者如潮，安东尼登船，只见天仙安卧金纱帐，金童执香扇，玉女持银桨，安东尼为迷人风姿而神魂颠倒，在优雅的谈吐前不知所措。

克里奥佩特拉取出一枚珍珠，放入一杯醋中，待珍珠溶解后,请安东尼饮下。安东尼一饮而尽,心中爱意满满。此珍珠醋便是埃及艳后的独家爱情迷魂汤。

诸位看官感到酸了吧?

从巴比伦到古埃及，醋都是作为杀菌剂使用。古希腊人毫无悬念地把醋接收了，希波克拉底用醋来治疗感冒和消毒伤口。

中国人用醋比古埃及晚 1000 年。

说到感冒，我小时候老北京有一偏方，在室内放醋，认为醋味可以预防感冒。一到感冒流行季节，家里的老保姆就按此法行事，害得我不知道闻了多少醋味，导致迄今吃饺子不喜欢蘸醋。组织上也时不常搞活动，各家各户一起用醋熏屋子，让你没处躲去。后来学了医，才知道这根本就是一个坑爹的方子，怕醋味的是虫子不是病毒。

从杀菌的角度，醋的效果确实很好，5% 的醋能够达到 99.9% 的杀菌程度。

那么怎么是坑爹呀?

因为首先醋的杀菌作用是要在直接接触的情况下，对空气中的病毒细菌没有作用。其次醋对于病毒的杀灭能力比其他消毒剂差多了。

那就喝醋吧。

喝进肚子里没有用，因为感冒是呼吸系统疾病，所以醋是不能治感冒的。感冒了，头疼脑热、流鼻涕已经够心酸的了，咱就别再喝醋了。

和蒜等食物一样，有关醋的药效研究大多来自实验室，没有多少临床试验证据，但和蒜相比，醋的药效还算正面。

为期 10 年的哈佛护士健康研究表明，每周用醋作为沙拉酱 5~6 次的人比极少用醋做沙拉酱的人缺血性心脏病的发病率低。这项研究的问题是如果不用醋做沙拉酱，就会用脂肪含量很高的沙拉酱，因此很难说是醋在起作用，很可能只是少吃脂肪的结果。

此外，小规模临床试验表明醋能够降低血糖。这个对于控制糖尿病有积极意义，但还没有经过大规模临床试验验证。其实也没有必要验证，因为降血糖有更好的办法，二甲双胍等降糖药的效果更好。

诸多食疗的东西都是这个道理，已经有了更好、更有效的办法，就没有必要再琢磨效果不是很好的办法。

多吃些醋似乎能够导致食物摄入量减少，进而达到减肥的目的，这大概是目前最吸引人喝醋的地方，也是前面说的哈佛护士健康研究中有关醋的结果的最佳解释。

但是，吃醋过多有导致高血压和骨质疏松的病例。这个我有亲身体会，小时候我家的一位来自山西的保姆就是个离不开醋的高血压患者。

因此，醋是食品，不是药。喜欢吃醋的尽管去吃，不喜欢吃醋的像我这号的也能我行我素，更用不着打着健康的旗号摇身一变成了一个醋坛子。

24 蒜 你 狠

　　和"葱向钱"相比，"蒜你狠"更名副其实，因为蒜它老人家不仅历史悠久，而且在食物药用上可以说是这一行的祖宗，五千年前修建吉萨金字塔时，就有使用蒜的记载。蒜在古埃及是用来提高奴隶的工作强度和生产力的，平民也常常吃。

　　蒜是古埃及医学中的灵药，被用来治疗很多病，蒜的价钱也不低，当年的价格是 15 磅蒜买一个奴隶。蒜作为一种调味剂在古埃及人饮食中也必不可少。想当年摩西带着犹太人出埃及，自由了之后那群昔日奴隶开始没出息地怀念起奴隶主给的好吃的了。都怀念什么？鱼、黄瓜、大葱、洋葱和蒜。

　　瞧这味，真叫一个冲。

　　到了古希腊，蒜的古典兴奋剂功能被发挥到极

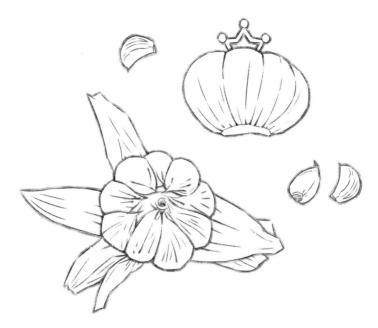

致了。不仅军中天天吃蒜，而且开战之前也狂吃蒜，认为可以提高勇气。

冷兵器时代，一张嘴老子熏死你。

奥林匹克竞技上也狂吃蒜，认为能提高成绩。希波克拉底也认可蒜的疗效。

古罗马时代，蒜被认为能清洁血液，治疗从腹泻到呼吸道疾病等多种情况。印度和中国的传统医学也用蒜，算下来各大古典文明中少不了蒜。

到了中世纪，蒜依旧是一味常用药，治病防暑都用它，黑死病来了也用它，结果统统不靠谱。

欧洲人把蒜带到美洲，美国殖民地时代蒜的用处也不少，比如喝蒜茶对付流感，等等。

大蒜还是驱赶吸血鬼的神药。西方人古老相传,吃上一头蒜,吸血鬼躲得远。

要说世界之大无奇不有，居然还真有人试图验证蒜能不能镇住吸血鬼，要干此事的居然是挪威卑尔根大学的科学家，他们遇到的难处是世界之大，唯吸血鬼难寻。

科学家就是科学家，吸血鬼不易得，然吸血鬼的弟子易得。弟子为谁? 蚂蟥!

1994 年，一次严格的蒜与吸血鬼的比试开始了。找来一群不怕被吸血的志愿者，分成两组，对照组把手洗干净就是了，试验组也把手洗干净，然后涂上蒜汁。

然后，把手伸出来，放蚂蟥。

如果大蒜如古老相传可驱吸血鬼的话，蚂蟥应该只吸对照组，结果呢?

三分之二的蚂蟥直奔涂了蒜汁的手去了!

这还不算，去吸对照组血的蚂蟥花了 45 秒达到目的，去吸蒜汁手的蚂蟥只用了 15 秒就成功了!

我猜，吸血鬼也爱蒜味!

坑爹呀！怪不得几千年来这么多人让吸血鬼害了，原来大蒜驱吸血鬼的传说是吸血鬼制造的谎言。

在抗菌药物出现之前，大蒜一直被用来对付细菌感染。这也是从古埃及就流传下来的传统疗法，这么一说就说到了"二战"。

第一次世界大战中，大蒜就是主要的消毒剂。"二战"开始的时候，磺胺已经研究出来了，按理说德国占了先机，可是希特勒认为科学是犹太人的东西，连带雄霸全球的德国制药业也躺枪，导致德军开战之后没有配备磺胺，结果受伤后死于细菌感染的比例依然很高，直到海德里希遇刺后死于细菌感染，德军才开始配备磺胺。

美军则从一开始就准备充足，中间青霉素投产，到"二战"末期配备前线，使得美军在战场细菌感染的死亡率上远低于德军。

苏联非要自力更生，研制的方向没错，但搞出的抗生素毒性大到只能外用，军队抗菌药物的标配是大蒜粉，结果只能靠人海战术。

剩下的主要参战国军队呢？

日本和苏联一样，在这个问题上有技术没眼光，战前没有看到磺胺的作用，开战之后只有靠武士道了。

中国呢？只有靠人，一寸山河一寸血地拼下来。

时至今日，用蒜治病者大有人在。首先是心血管疾病方面，包括动脉硬化、心脏病、冠心病、降胆固醇、降血压。其次是预防肿瘤，包括肺癌、前列腺癌、乳腺癌、胃癌、直肠癌、大肠癌等。此外还有抗菌、对付感冒、抗流感、驱蚊、防暑等。

大蒜素代表着大蒜的气味，使得大蒜具备防虫能力，对大蒜素的研究主要在实验室和动物模型阶段，有了一些初步的结果，例如在动物身上发现有一定的心脏保护作用，具有一定的杀菌效果，但也发现在高剂量时毒性较大。

在糖尿病动物模型上，发现大蒜油能够预防心肌病。

心血管方面的临床试验，2004 年有一项，结论是蒜提取物能够降低胆固醇和降低血压，但这项试验的问题一是样本量很小，只有 23 个受试者。二是设计有问题，没有不吃蒜粉的对照组。

2007 年美国政府资助斯坦福医学院做了另外一项试验，参加者有所增多，为 192 名低密度胆固醇中等偏高者，而且设了不吃蒜的对照组，试验组吃了夹着生蒜的三明治或者吃蒜粉做的药片。

这项研究发现了一个问题，蒜有副作用，占试验组的半数。副作用是什么呀？呼吸的味道太大了，有的人干脆有体味了，行走街头别人躲避不及：这是哪里的人呀，比印度人味还大？

为科学研究献身，带着一身蒜味，到头来发现根本不能降低胆固醇。

那就算了吧？

主持这个项目的科学家认为应该坚持下去，没有效果的原因也许是应该在低密度胆固醇极高的人群中试验，要不干脆诸位加大每日吃生蒜的量吧？

气味都刺激成这样了还要多吃？那百来门子顿时作鸟兽散，而且美国国立卫生研究院（NIH）也不给钱了。

在抗癌方面，蒜在实验室和动物模型上有防癌功效。肝癌方面的研究是江苏疾病预防控制中心做的，这是一项追踪问卷调查，发现每周吃两次生蒜，可以将肺癌的发病率降低 44%，如果是烟民的话，能降低 30%。问卷调查远不如随机试验，存在着很多影响因素。

韩国人蒜吃得多，加上烤肉实在不健康，因此特想证明蒜能防癌，这样就能抵消油烟的害处了。可惜将近 20 项人体试验虽然说得天花乱坠，用美国 FDA 的标准一分析，没有一项证明大蒜能防癌。

前列腺癌的整合分析是中日友好医院做的，认为蒜有效、葱无效，和国外的整合分析结果有出入。

英国有关部门对现有的几项大型蒜试验的结果进行了分析，

发现世俗认为的蒜的医学效果，从治感冒到防癌都无法证明。

蒜到底有没有医学功效？

目前的结论还无法证明，也许将来能证明。现在我们吃蒜还是为了好那口，不是为了赶医学上不成熟的新成果的时髦。

25

加糖提鲜：
中餐的垃圾化

最近几次回国，一大体会是甜。咱撇开甜点、饮料、甜甜的主食不说，就说这菜。甭管什么菜系，您要是尝不到甜味，等于糟蹋了饭钱，上一次是在天津，只有吃饭店提供的早餐这种基本属于对付的，才没有甜乎乎的口感，但也加了糖。

自己做也不跟您客气，那回在亲戚家，洗洗切切自己做了个蔬菜沙拉，酱油醋倒上后往嘴里一放：怎么是甜的？没辙，人家把好了佐料这一关，酱油就是甜的，让您想躲都躲不开。此情此景，不由人感慨呀，人民生活水平确实提高了。

小时候，糖是配给的，南方人嗜甜，那边的亲戚往来，上好的礼物是绵白糖，高兴得呀，今儿的饭是泡饭就白糖。

到美国后觉得那儿的食品太甜，那是因为咱从小不能开怀吃糖，一出来就狂吃甜点的缘故。多少年过去，这世界颠倒了，轮到从美国回中国后觉得吃的东西太甜。美国食品甜，但甜在明处，你不碰就是了，而中国则是但凡个厨子也包括海外华厨都知道加糖提鲜这个中餐的诀窍，不信？看看那些美食节目。

糖有什么不好？

糖在食物中是天然存在的，例如水果中的果糖、奶制品中的乳糖等。让医学界闻糖色变的"糖"是在加工和准备食物时添加进去的非天然存在的糖。

糖对于身体并没有直接的损害，但身体并不需要糖来维持正常运转，这些添加的糖只提供热量，但没有提供其他营养成分。现代肥胖流行以及由此带来的各种健康问题的一个主要原因是我们的饮食结构中添加的糖越来越多，导致我们热量摄入越来越多。解决的办法很简单：限制添加的糖，建议每天摄入25克。

这是什么概念？一罐可乐含糖40克，很多人做一道菜时加的糖就有这么多。

糖不仅仅是做菜时为了提鲜加进去的，还可能是为了调和味道，比如一汤勺番茄酱里面有4克糖。还有可能是为了发酵，例如一片面包里面可能有3~5克糖。美国人添加糖的主要来源是碳酸饮料、糕点、甜点等，中国人则多了烹饪中添加这一途径。

为什么要加糖？

因为好吃，这是存在于我们的基因中的。1500万年前，全球变冷，食物短缺，动物们经常挨饿，于是我们远祖的基因发生了突变，增加了对果糖的敏感，即便摄入很少量，也能转换成脂肪储存起来，等没有食物的时候能够维持生命。结果有这种基因突变的就存活下来，没有这种基因突变的就饿死了。因为这种基因突变，我们吃了糖之后，大脑就会释放出美妙的信息，糖就如同一种让人上瘾的药物。

在过去的千百万年里，人类及其远祖所吃的食物中含糖量很少，唯一的例外是蜂蜜。我们对糖很渴望，我们的消化系统则习惯于少糖的饮食结构，这是一种较为完美的平衡，直到近代才被打破，引起了许多健康问题。

所谓加糖提鲜，并不是人们所说的糖可以将食物的鲜味提出来，而是糖在刺激我们的大脑，像吸毒一样使我们对糖越来越依赖，不添加很多糖的话就觉得不好吃。

在国内有一次在饭店点沙拉的时候，服务员问有什么忌口的，告诉她不要加糖。端上来后一起吃饭的朋友很惊讶：原来不加糖这么好吃。

没有了添加的糖，我们会感受到食物本身的味道，而不是糖给我们的那种虚假的快感。

加糖提鲜还有一个被忽视的健康问题。

和母亲在餐馆吃饭，告诉服务员，所有的菜都不要放糖，端上来您猜怎么着？咸得无以复加！这是因为有添加糖这个习惯，就有了放过多盐的习惯。吃了太多的盐，也是一大健康问题，那么多糖尿病和高血压，一个怕糖一个怕盐，限盐限盐喊破了天，大家吃着也觉得菜是清淡，您让厨子不放糖再试试？

加糖提鲜使得中餐成了高糖高盐的垃圾食品，改善你的饮食结构，请先从不加糖开始。

26 枫　糖

　　枫糖是用枫树木质部汁液制成的糖浆，1930年以前，美国是全球枫糖的主要产地，现在加拿大枫糖占了全球产量的 80%，主要出自魁北克，占全球产量的 75%，美国的枫糖主要产地在佛蒙特，占全球产量的 5.5%。

　　枫糖以健康作招牌，声称是天然的纯糖。天然是没错，枫糖的制作方法分两步，第一步在树上凿个孔，让汁液流出来；第二步是熬，让水分蒸发掉，形成浓浓的糖浆，之后再过滤去除杂质。

　　枫糖分 A 和 B 两级，A 级又分浅色、中度和深色，B 级则颜色很深，枫味最浓，是因为收获的时间晚，主要作为原料用，A 级则当作糖浆用。如果购买的话，要买真正的枫糖糖浆，不要买枫味糖浆，后者是用白糖或玉米果糖做出来的。

枫糖的确从印第安人开始就被食用，历史很悠久，但历史悠久和健康不能画等号。印第安人用过的东西太多了。

枫糖到底健康在哪儿？

枫糖的健康说法之一是含糖量低，可是商家又宣传枫糖纯、糖含量高，到底高还是低呀？

枫糖含糖量为 67%，每 100 克枫糖热量为 261 卡。

枫糖营养成分表

每100克含量	占每日推荐量百分比（%）
脂肪总量　0克	0
饱和脂肪　0 克	0
反式脂肪　0 克	
胆固醇　0毫克	0
钠　9毫克	0
碳水化合物总量　67克	22
膳食纤维　0 克	0
糖　60克	
蛋白质　0克	

红糖含糖量 98%，每 100 克红糖热量为 380 卡。

红糖营养成分表

每100克含量	占每日推荐量百分比（%）
脂肪总量 0克	0
饱和脂肪 0克	0
反式脂肪 0克	
胆固醇 0毫克	0
钠 28毫克	1
碳水化合物总量 98克	33
膳食纤维 0克	0
糖 97克	
蛋白质 0克	

白糖含糖量100%，每100克白糖热量为387卡。

白糖营养成分表

每100克含量	占每日推荐量百分比（%）
脂肪总量 0克	0
饱和脂肪 0克	0
反式脂肪 0克	
胆固醇 0毫克	0
钠 0毫克	0
碳水化合物总量 100克	33
膳食纤维 0克	0
糖 100克	
蛋白质 0克	

这么看来，枫糖的糖含量确实比白糖和红糖少。如果吃同样的量的话，枫糖确实比白糖和红糖健康，如果用枫糖替代其他糖，可能会少吃些糖。枫糖的血糖指数（glycemic index，GI）为 54，其他糖为 65，所以枫糖比其他糖升血糖慢一些。

但是问题有两点：一是枫糖是糖浆，和粉末或者块状的糖相比，较难在量上相提并论；二是糖的含量再不高也有 60%，如此高的含糖比例离健康饮食的标准相差甚远。糖对于健康的负面影响越来越受到重视，枫糖作为糖的种类之一，是不可多吃的食物。

枫糖的健康说法之二是比白糖和红糖含有一些维生素和矿物质，比如钙、钾、锰、铁、锌等，尤其是锰，100 克枫糖的锰含量为每日推荐量的 165%，其次是锌，100 克枫糖的锌含量为每日推荐量的 28%，其他几种就没多少了。

但是，靠吃糖吸收矿物质的途径是下下策，WHO 建议的每日糖摄入量为 25 克，按这个量吃也只能吃到 40% 的锰日推荐量。最好的办法是从真正的食物中摄取。

枫糖的健康说法之三是含有几十种抗氧化物。但是抗氧化物本身就不靠谱，而且靠吃枫糖来吸收抗氧化物，即便能吸收足够的量，也得不偿失。

现有的枫糖研究都是在实验室内得出的，并没有人体试验的结果。由于枫糖来自枫树，只要努力找，肯定能找出些抗氧化物等东西来，比如美国罗德岛大学的一个实验室就是专门研究枫糖的，根据他们的成果，枫糖都快成超级食物了。然而资助他们枫糖研究的是魁北克枫糖业。实际上，现有的枫糖研究基本上都是枫糖业资助。

　　枫糖和蜂蜜一样，在糖里面不是最坏的种类，但不可多吃，那些枫糖治病和预防疾病的说话都不可信。

27 低聚果糖

　　低聚果糖或者叫寡糖果聚糖近年来变得越来越受欢迎，这种趋势得益于健康饮食结构的概念逐渐深入人心。

　　低聚果糖能搭上饮食健康的班车，主要有两个原因：一是它作为甜味剂的一种，和糖相比，热量低；二是它是所谓的益生元。

　　低聚果糖存在于蓝色龙舌兰草、香蕉、洋葱、蒜、菊苣根、芦笋、韭葱、大麦、小麦、菊芋、菊薯等之中，以蓝色龙舌兰草、菊芋、菊薯中的含量最高。

　　从甜味上，低聚果糖只有糖的 30%~50%。因为其糖苷键的原因，低聚果糖不会被唾液和小肠的消化酶水解，能够一路通往大肠，在那里被厌氧菌所发酵。这样它的热量值低，可以视同于膳食纤维。

它又比菊粉等易溶，所以被作为酸奶或其他奶制品的添加剂。低聚果糖甜度不够的问题，往往通过加入人工甜味剂来解决。

低聚果糖在日本已经有二十多年的推广历史，因为它进入肠道后才被发酵，可以刺激双歧杆菌繁殖。因为双歧杆菌被认为是益生菌，低聚果糖就赢得了益生元的称号，被认为是一种有助于肠道健康的食物，地位和维生素、矿物质相提并论，也因此出现了低聚果糖补充剂，成为保健食品，更冒出了一些"神奇"的功效，比如有人声称自从吃了它以后就不便秘了，连痘痘也不长了，等等。

肠道里菌群很多，那些益生菌对于健康的影响并非体外实验所得出的那样，而是要置于肠道这种诸多细菌相互竞争、相互制约甚至相互依赖的环境中，这种环境在体外实验目前根本无法模拟。直接吃益生菌，这些细菌能否在肠道中生存下来都是问题。吃益生元以期促进肠道中益生菌的繁殖看起来更实际一些，但一来如果某种细菌过度繁殖，很可能从有益菌群变成有害菌群，二来不能保证仅促进益生菌繁殖，低聚果糖问题就在这里。

低聚果糖能够刺激双歧杆菌繁殖这个结果并没有获得普遍认可，有的试验证明能，有的实验证明不能。除此之外，低聚果糖还能刺激其他菌群的繁殖。例如可以促进小肠中克雷白菌生长，这种细菌和强直性脊柱炎有关，会引起小肠渗透问题。低聚果糖还能够促进大肠杆菌和梭菌等益生菌的敌人繁殖，一些酵母菌也能利用低聚果糖，这些对健康是不利的。目前看来，低聚果糖是敌我不分地为肠道菌群提供食物。

细菌适应环境的能力很强，那些之前不能利用低聚果糖的细菌，当肠道中低聚果糖比例升高以后，它们有可能很快变异，能够利用低聚果糖作为食物来源，其中很多细菌是对人体有害的，因此益生元这个概念是站不住脚的，益生菌也是一个非常复杂的概念，起码目前言之过早。

低聚果糖还有可能导致过敏。

目前已知的低聚果糖的副作用有胀气、痉挛、腹部不适或疼痛、腹泻等，尤其是每天吃 15 克以上，虽然安全剂量为 20 克。如果本人是乳糖不耐受，副作用可能更多，亚洲人中恰恰乳糖不耐受比例很高。低聚果糖发酵后产生氢和二氧化碳，多吃了之后一肚子这东西，感受可想而知。

低聚果糖是一些食物中天然存在的东西，安全系数还是比较高的。如果从膳食纤维的角度考虑，对缓解便秘、改善肠道健康还是会有帮助的，但其他膳食纤维也能达到同样的效果。至于益生元的效果，就不要考虑了。

应该努力从食物中摄取低聚果糖，多吃些含低聚果糖的食物，少吃或者不吃低聚果糖补充剂，当然富含低聚果糖食物如蓝色龙舌兰草、菊芋、菊薯也难以加入到日常饮食结构中去，香蕉之类的就聊胜于无了。

有的饮料以低聚果糖为幌子，这就大可不必了，因为那些饮料恐怕添加的糖很多，低聚果糖只是图广告效应，以前说过，要喝就喝水，饮料类一概不碰就是了。

28 木 糖 醇

每逢佳节多有问食物相关问题的，这位问："酸奶和香蕉真不能一起吃吗？"

是这么吃吗？

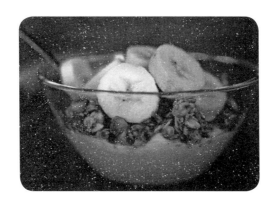

还是要告这个厂家去？

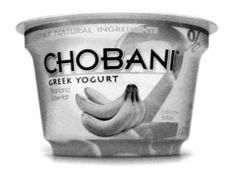

回信告诉他，谁讲不能吃，发给他上面这个图片。

有人问："吃了鱿鱼再吃菠萝会死吗？"

南洋那边这么吃的人不少，比如下面这两道。

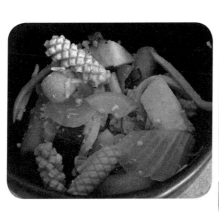 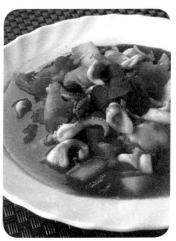

鱿鱼和菠萝在人消化道里相遇，是不会迸发出激情的火花的。

类似的谣言多于过江之鲫，就不做谣言粉碎机了，今天的主题是木糖醇。

国内的市面上标着木糖醇的食品很多，原因是糖尿病患者越来越多。木糖醇在很多水果和蔬菜的纤维中存在，只是浓度低。工业化生产是先从硬木或玉米棒中分离出多缩木糖树脂，然后水解成木糖，之后催化氢化为木糖醇。木糖醇对人没有毒性，也没有致癌的可能，是一种安全的食物，已经在食物中广泛应用超过 40 年。

木糖醇的糖味不亚于蔗糖，但热量要少 33%，1 克木糖醇的热量为 2.4 千卡。相比之下 1 克糖的热量为 3.87 千卡。和葡萄糖的升糖指数（GI）99 相比，木糖醇只有 8~9，所以不会影响血糖和胰岛素水平，是糖尿病患者食物中添加糖的替代物，既能控制血糖，也能控制总热量的摄入。

在人的消化道中，木糖醇的吸收比葡萄糖和果糖的效率低多了，会被转化成 6- 磷酸葡萄糖和糖原，但速度很慢。在大肠中，通过细菌发酵，木糖醇被部分地转化成短链脂肪酸。在营养缺乏的年代，如果吃这东西的话是自找营养不良，但是在今天，它就可以被看作可溶性膳食纤维，对消化功能有好处。不仅糖尿病患者，正常人如果习惯做饭加糖的话，可以考虑用木糖醇替代其他糖。

早年的研究发现木糖醇可以预防蛀牙，但目前认为证据质量不高。

研究发现含有木糖醇的口香糖可以将幼儿园儿童患急性中

耳炎的风险降低 25%，原理是可以协助和刺激自然的鼻咽清洗、减少细菌存在和过敏原。因此木糖醇作为药物使用时，上限是成人每天 50 克，儿童 20 克。

虽然每天吃 400 多克都不会有什么问题，但一来毕竟含有热量，吃多了长胖；二来和其他糖醇一样，由于不能完全分解，高剂量会导致腹泻和产气。

木糖醇的最大问题是会导致狗中毒，如果狗摄入 100 毫克每千克体重的话会导致低血糖，达到 500~1000 毫克每千克体重的话会导致肝衰竭，因此每年有不少宠物狗死于吃木糖醇食物。如果家中养狗的话，要注意不要让狗吃含木糖醇的食物。

市面上的木糖醇食物有过度宣传的问题，对于糖尿病患者来说，不是由木糖醇替代了糖就万事大吉了，除此之外还要控制饮食，特别是碳水化合物和升糖指数高的食物的摄入量。糕点之类虽然是用木糖醇代替其他糖类，但整体来说还是升糖指数高的食物，依旧不可多吃。

木糖醇不是糖尿病的终结手段，只是对控制血糖和胰岛素水平有所帮助，控制糖尿病看的是血糖水平，而不是吃不吃木糖醇。

29 花生与过敏那些事

花生常常被认为是坚果，其实是豆类，因为前者是在树上结的，花生则是长在地底下的。然而从味道和营养上，花生和坚果类似，在饮食结构中用途也是一样的，花生由于能够制作食用油和花生酱，其消耗量比所有坚果加在一起还多一倍。中国是花生第一大生产国，产量占全球 37%。

花生的热量很高，100 克含 585 千卡，其中 416 千卡来自脂肪，其重量的 1/2 是脂肪，其 1/4 是蛋白质，剩下的是碳水化合物。碳水化合物中有 8 克膳食纤维、4 克糖，就纤维含量来说是很不错的，蛋白质含量也高，值得考虑的是脂肪。

营养成分表

每100克含量	占每日推荐量百分比/%
脂肪总量　50克	76
饱和脂肪　7克	0
反式脂肪	
胆固醇　0毫克	0
钠　6毫克	0
碳水化合物总量　22克	7
膳食纤维　8克	32
糖　4克	
蛋白质　24克	
维生素A	0
钙	5
维生素C	0
铁	13
总热量585卡	来自脂肪的热量416卡

　　花生的脂肪含量虽高，但50克中只有7克左右是饱和脂肪酸，24.6克是单不饱和脂肪，15.7克是多不饱和脂肪，这一点看是不错的。Omega-6脂肪酸含量很高，相比之下，Omega-3脂肪酸的含量可以忽略不计，这一点上是不理想的。

脂肪和脂肪酸

每50克含量		占每日推荐量百分比/%
脂肪含量	49.7克	76
饱和脂肪酸	6.9克	34
单不饱和脂肪酸	24.6克	
多不饱和脂肪酸	15.7克	
反式脂肪酸总量	—	
反式单烯酸脂肪酸总量	—	
反式多烯酸脂肪酸总量	—	
Omega-3脂肪酸总量	3毫克	
Omega-6脂肪酸总量	15 691毫克	

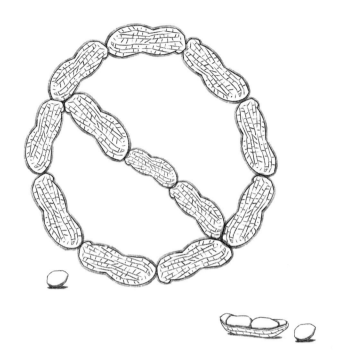

在维生素和矿物质方面，维生素 E、硫胺素、烟酸、镁、磷、钾、锰的含量高。

在不多吃的情况下，花生算健康食物。在营养不足的情况下，花生还可以救急，但如果营养充足的话，则不可多吃。

除了花生之外，花生油和花生酱食用得更广泛，在不多吃的情况下都是值得选择的食物。但是花生类食品有一大一小两个问题，大问题是过敏，小问题是黄曲霉毒素污染。

人群中花生过敏的比例约为 0.6%，因为存在过敏休克这种危及生命的后果，所以很受重视。如何预防和减少花生过敏一直有争议。

根据统计，美国人吃的食物中73%含有花生成分，这样的一个后果是花生过敏妇孺皆知，尤其在学校，对含有花生的食物尽可能注意，甚至有的学校严禁此类食物。近年来，对花生过敏的儿童越来越多，似乎出现了花生过敏的流行趋势。

花生过敏是食物过敏的一种，是八大食物过敏之一，它是人体的免疫系统对花生成分的过度反应造成的，过敏者中很少一部分会出现严重的生理症状，其中严重的过敏者要马上就医，用肾上腺素治疗，否则可能有生命危险。

尽管花生过敏似乎很常见，但根据美国NIH的调查，只有0.6%的人对花生过敏。英国的数据是1.3%，这个数字和美国自我报告的花生过敏数据1.4%非常接近。在流行病学调查和自我报告之间存在着一倍以上的差距，有关专家认为在花生过敏上，集体心因性疾病（mass psychogenic illness，MPI）的成分很大，是对花生过敏的流行性歇斯底里。

2005年有一篇迄今仍然有很多人信以为真的报道，讲的是加拿大一位对花生过敏的15岁女孩和男友接吻后死亡，原因是男友刚刚吃完花生糖。这篇报道对花生过敏的流行性歇斯底里起了非常大的推动作用，成为花生过敏的一个典型教材。其实这位女孩患有哮喘，她的男友是在与她亲吻前9个小时吃的花生糖，经研究证明一个小时后唾液中就不再有过敏原了。真正的原因是女孩参加一个聚会，里面有很多人吸烟，导致哮喘发作而死，是烟草而不是花生杀死了这个女孩。

该案例虽然和花生过敏无关，但 MPI 并不仅仅是心理作用，而是确实有症状的，例如我儿子学校有位同学据说连摸一下有花生成分存在的桌面都可能休克，弄得全校因此对花生成分如临大敌。

花生过敏在美国、英国等国似乎很多，但在其他国家尤其是第三世界国家却很少见，因此对于引起花生过敏的原因就有几种说法。

最早的说法是因为过早接触花生成分引起的，2000 年美国儿科科学院建议在怀孕和哺乳期间不要吃花生和其他坚果，孩子在 3 岁以前不要接触花生和其他坚果，以预防花生过敏。之后的研究并没有发现在怀孕哺乳期间和 3 岁以前接触花生会增加过敏风险的证据。2008 年美国儿科科学院取消了这个推荐。

与此同时，几项研究发现避免早期接触花生成分反而会增加过敏的可能性，英国科学家比较在英国的犹太儿童和在以色列的犹太儿童，发现前者的花生过敏比例是后者的 10 倍，他们把这个现象归结于在以色列的儿童很早就接触花生成分，英国儿童则在 3 岁以前不接触花生成分。出于设计上的原因，对此项研究的争议较大。

2013 年 12 月发布的一篇文章肯定了这种说法，对 8205 名出生在美国的儿童的研究发现，每周至少吃 5 次花生或其他坚果的母亲生下的孩子患花生过敏者远比很少吃花生或其他坚果的母亲生下的孩子少。对此项研究依然有争议，因为这只揭示了一种相关性，并不能证明是花生的摄入减少了花生过敏的风险。但至少支持美国儿科科学院的现有推荐，即不必对花生及其成分忌口。

这些研究加上在第三世界国家很少见到花生过敏，使得卫生假说（hygiene hypothesis）显得更有说服力，也就是过度的干净和避免接触是花生过敏在发达国家越来越严重的原因。

卫生假说也不能完全站住脚，就拿中国为例，2000 年之前罕见有花生过敏的报道，2008 年后开始多了起来，但中国并没有像英国和美国那样曾经建议怀孕哺乳期间和 3 岁以前避免接触花生，其可能是对花生过敏不清楚和不重视，没有把过敏症状和花生联系起来，自然更没有集体心因性疾病。在美国这种情况也存在，有些家长一直忽视孩子存在食物过敏的情况。如果像美国这样加强花生过敏的宣传，第三世界国家的花生过敏比例可能也会上升。

总之，花生过敏的原因迄今并不清楚。

双盲试验并没有证明触摸或者闻味能导致过敏，表明花生过敏有很大的心理因素。花生过敏的情况并没有想象的那么严重，上面说到 2016 年的研究，8205 名儿童中 308 人患有食物过敏，占 3.75%，其中 140 人对花生或其他坚果过敏，占 1.7%，仅对花生过敏的更少。美国估计每年所有死于食物过敏的人为 150 位，1996 年到 2006 年之间，美国死于花生过敏的只有 13 人，其中 6 位是成人。

对于 95% 以上的儿童来说，都不会出现食物过敏或花生过敏，因此没有必要紧张。但对于 0.5%~1% 的儿童来说，由于还不十分清楚原因，无论怎样防护，都有可能出现花生过敏，因此紧张也没有用。

虽然花生过敏无法治疗，但可以用脱敏疗法使人耐受。刚刚发布的一篇论文，美国科学家用花生口服免疫治疗，使得54% 参试的花生过敏者每天能够吃相当于 10 粒花生的花生成分，91% 可以吃相当于 5 粒花生的花生成分。这种疗法起码能够提供耐受两年以上，如果每天坚持吃花生的话，还能够继续耐受下去。这种免疫疗法虽然不能治疗花生过敏，但可以让过敏者不至于出现严重的症状。

另外一种办法是去掉花生中的过敏原，其一是在加工过程中去掉，这样用于各种食物的花生成分就不会引起过敏。其二是用转基因技术生产出不会引起过敏的花生，如果成功，就有可能从根本上解决花生过敏的问题。

2015 年一项标志性研究发现，尽早让婴儿接触花生食品可以减少花生过敏的风险，如果在孩子 4~11 月龄时服用花生食物，在孩子 5 岁时，患花生过敏的风险能够减少 80%。

这项研究之所以重要，是因为之前的主流观点倾向于在儿童期杜绝花生食品以预防花生过敏。从预防花生过敏的角度，这项研究并没有给出下面问题的答案：孩子是不是要一直吃花生食物，以保持对花生过敏的预防能力？

最近有一篇论文赋予花生酱新的用途，这是在休斯敦西班牙裔儿童中进行的一项饮食干预，因为西班牙裔儿童肥胖症的比例很高，这项研究采取在放学后的校车上发放花生酱饼干的办法，因为花生酱含热量高、营养也不错而且有饱腹感，这样孩子们回家后在没有大人的监督下就会少吃垃圾食物，结果和预期的一样，吃花生酱饼干的儿童体质指数（body mass index，BMI）减少程度大于不补充花生酱饼干的儿童，由此得出结论：花生酱有可能预防肥胖症。

有一项研究发现患哮喘的孩子中 22% 对花生过敏，由于症状相似，应该检测一下。

其实对于一般人来说，吃花生也好，吃花生酱也罢，图的是好吃。虎老师每天的早餐是靠一片全谷面包，抹上半薄不厚的一层花生酱，再倒上一杯脱脂牛奶，外加少许水果，在烤面包和花生酱的香味中看看昨天晚上大家的私信：虎老师，我已经腹泻了好几回了，要不要去医院呀？在线等……虎老师，怎么不回答呀？我又要去厕所了……

30　香蕉的益处

　　香蕉在生物学上属于浆果，早在公元前 8000 年至公元前 5000 年就被人类种植，始于东南亚和巴布亚新几内亚，现在在全球范围内广泛种植，其产值在食用植物中仅次于大米、小麦和玉米。

　　一根中等大小的香蕉含热量 105 千卡，碳水化合物为 27 克，其中膳食纤维 3 克，蛋白质 1 克，无胆固醇和钠。在维生素上，各种都有，含量高的为维生素 B_6 和维生素 C。在矿物质上，锰、钾、镁的含量高。

　　人们吃很多香蕉，例如在美国，香蕉的消耗量超过苹果和橘子消耗量的总和。从营养的角度，香蕉的膳食纤维含量和一些维生素及矿物质含量，使得它符合健康食物的标准。那么从健康的角度，香蕉究竟有什么益处？

关于香蕉的健康益处的说法有很多。

- 降血压。这是因为钾离子有扩张血管的效果。1997 年美国约翰·霍普金斯大学的一项研究发现，每日摄入 2300 毫克钾可以达到降压药的一半效果，要想通过香蕉来摄入这么多的钾，每天要吃 5 根香蕉。难吗？热带的猴子应该能做到吧。1999 年印度的一项研究发现每天吃两根香蕉，可以将血压降低 10%，并且在动物实验中证实了香蕉的降压效果。每天吃两根还是能努力去完成的，不过如果血压很高的话，降压药不能停。
- 哮喘。英国 2011 年的一项研究发现每天吃一根香蕉的儿童，其哮喘症状出现的风险降低 34%。但是，香蕉也有可能刺激哮喘发作。
- 肿瘤。美国 2004 年的一项研究发现 2 岁之内吃香蕉、橘子和饮用橘汁可以降低患白血病的风险。
- 心脏病。这是和高摄入钾有关，比如一项研究发现日摄入 4069 毫克钾者和日摄入不足 1000 毫克钾者比，死于缺血性心脏病的风险下降。问题是这得每天吃 9 根香蕉。

由此可见，香蕉的健康效果是存在的，但效果一来不会非常显著，二来达到效果要多吃香蕉。

还有就是香蕉通便，这是较为普遍的认识，香蕉到底有没有这本事？

如果香蕉没有熟透的话，则可能导致便秘，因此吃香蕉要等香蕉皮都变黄。香蕉是高淀粉水果，含有大量的简单碳水化合物，还有大量的果胶，吃多了的话都会引起便秘。

但是，香蕉的膳食纤维含量不错，还有钾、低聚果糖等，有通便效果。

综合一下，香蕉如果不多吃的话，是不会引起便秘的，但其通便效果则很难说。为了怕便秘不能多吃，上面的健康效果就要打折扣了。

另外一个说法是香蕉催眠，这是因为香蕉富含的钾、镁可以让肌肉放松，还有有一定催眠作用的色氨酸，一项小型研究发现吃香蕉后两个小时，血内褪黑素水平上升。

但是，睡不着的不要对香蕉期待太高，即便有催眠作用也是很有限的，能不能入睡、是否能睡得踏实，关键在于睡眠习惯。

还有一条值得注意，如果肾功能不好，就不要摄入过多的钾，特别是服用可以增高体内钾水平的 β 受体阻滞剂药物时，吃香蕉要适量。

对于糖尿病患者来说，吃香蕉则不要吃熟透的，因为熟透的香蕉属于高 GI 食物，未熟透的香蕉是低 GI 食物。糖尿病患者一则不可多吃香蕉，二则吃未熟透的香蕉。至于便秘嘛，只好由它发生了。

最后感慨一句，中国传统的以形补形的理论居然没有用在香蕉上，如此形似之物怎么没有被当成壮阳之物？

31

橘能入药，又是什么鬼？

偏方能治病？

先扯远点，白血病是儿童和青少年最常见的恶性肿瘤，也是在治疗上进展很快的肿瘤。正因为少年儿童多发，想当年身边隔三岔五就出现，学校里哪位同学的弟弟妹妹得白血病了，号召大家捐款。在学校这样，在家也这样。比如某个周末回家，吃饭的时候老爸问：最近在学校怎么样？

前天宰了一头牛？

学工、学农、学屠夫去了？是因为在微生物教研室实习，做细胞培养要小牛血清，科研经费有限，所以从牛场买来刚出生的小牛，杀了取血，自己制备。杀牛这活不好干，牛运来后得从一楼抬上三楼，研究生加上大学生，五六个人一边抬一边喘再加上牛哼哼，楼里各教室正上课的同学特诧异，光天化日的这都是什么动静呀？取完了血，把牛大卸八块，教职员工分了。

老娘插话：牛头呢？

扔了吧。

那是好东西呀！

怎么好？她们单位同事的孩子得白血病了，得一偏方，要牛头上贴着头骨的那层皮。老娘吩咐，下次一定把牛头拿回来。

过俩星期，又宰一牛，血淋淋的牛头让我拿回宿舍，才周三，就把牛头包好了挂在窗户外面，等周六再拿回家。结果第二天早上遭到全宿舍讨伐，说昨晚做了一夜噩梦，勒令今天必须拿走。

把牛头放在自行车前面的筐里，骑车往家奔，走到小西天，没留神牛头滚了出来，掉到地上纸里包不住牛头了，围了小半条马路的人：小伙子你包的这是什么呀？

我这是药材，药材，治白血病的。

一场偏方现场普及会。

牛头皮给白血病患者用上了，结果呢？不管用，偏方是不能治大病的。

在此之前，还有一起，是楼下的邻居到各家求助，说同事的孩子得白血病了，要用一味药，叫做橘络。

橘络就是橘子的筋丝，有人吃橘子时觉得那些筋丝不好吃，就先摘掉。这位高邻要求大家吃橘子之前把那些丝全摘掉，给他留着。要说橘络确实是一味传统中药，能顺气活血，这不正好治白血病吗？

全楼人从此吃橘子之前认真剥丝，吃完橘子把那些丝送到这位邻居家里，送了一阵说不必送了，没治好，患者去世了。

吃橘子上火？

之后风向大转，吃橘子时不能剥丝了，尤其是孩子，因为这一场橘络的普及，让大家知道吃橘子吃多了容易上火，尤其是孩子，但吃橘络能败火，所以要一起吃下去。

吃橘子为什么上火？说法一套一套的，阳气壮之类的，听起来好像怀里揣个橘子就能夜宿坟场了，因为会上火，冬天不能吃，感冒咳嗽不能吃，还有其他种种不能吃。究竟能不能吃？能不能多吃？

能吃，能多吃，因为这世界上原本就没有所谓的上火。

传闻说多吃橘子易上火，会出现舌干燥、咽喉痛、便秘等。

实际上，咽喉痛是因为感染，便秘是因为饮食中水分过少、纤维过少、缺少运动等因素造成的，跟吃橘子无关。

再看看橘络这东西为什么成了一味中药，就没有科学证据，是因为它在橘子里长得像经络，因此能通经络，这个理论朴素得让人哭笑不得。

百年老陈皮

橘络之外还有橘皮，即所谓的陈皮，到这儿得夸夸中药的废物利用了。

说陈皮之前，讲讲血橙。

血橙因为其所含花青素的原因，橘肉的颜色和血一样，故而得名，在意大利等地种植较多，在中国的海外农庄兼补充剂产地新西兰也有，所以新西兰血橙及其胶原蛋白等便在海淘的鼓吹下开始在中国泛滥。

和其他橙子比，血橙的营养成分差不多，叶酸的含量高一点，红色的花青素除了颜色外，也没有什么过人的能耐。有一项实验室研究发现血橙汁可以减少食用高脂肪饮食的小鼠得肥胖症的风险，还有一项人体试验，在吃很不健康的英国式早餐的同时喝血橙汁，看看能不能减少点风险。

上述研究的问题是明知这类饮食不健康却非要吃，希望血橙汁能抵消一些。和健康吸烟的研究是一路货色。正确的方式应该是从源头入手，压根就不吃这类饮食。之所以做这种研究，就是为了给意大利等地的血橙找出路。

血橙就是橙子的变种，没什么特殊的，什么手脚冰凉吃血橙完全是没谱的事，血橙胶原蛋白也是在玩空手套白狼的把戏。

橘皮入药既人性化也不浪费，吃橘子前肯定剥皮。但橘皮的功效同样是没有任何可信的证据的，所依仗的就是传统。橘皮越老越好，所以叫陈皮，到了百年陈皮的程度就贵过黄金了。

越老的东西越有疗效，比如百年老山参，从传统逻辑上能理解，老嘛，再修炼修炼就成仙了，吃进去没准能延年益寿。说家里有几根百年老参，指的是那高级萝卜在地里长了一百年了，不是指拔下来在家里存了一百年。有什么理论证明一块果皮搁在家里一百年就成仙丹了？

现代医学是一统的，传统医学也是相通的。这种百年老药在国外也有。阿拉伯世界进入医学黑暗之后，出现了一剂药，叫做蜜人。

蜜人是这么制作的，老人知道自己将死，就只吃蜂蜜，一直吃到死，也可能就是这么吃吃死的。死了后埋在地下，一百年后挖出来，整个尸体就跟个蜜团一样，切而食之，可治百病。这蜜人可非百年陈皮可比，可惜只见记载，未见实物。埋地下一百年，风云变幻，保证没人提前挖出来也是一个难题。

有记载也有实物的是中世纪欧洲的木乃伊粉，这是当年埃及的出口支柱产业，就是把地下埋的古埃及木乃伊挖出来，捣成粉，然后出口欧洲。当年欧洲从王公贵族开始，有点钱的都会随身戴个精致的小瓶子，里面装着木乃伊粉，不管得了什么病，都从里面倒出一把，就着红酒呀白水呀吞下。

为什么有效？因为在地下埋了好几千年了。

现代医学出现之后，木乃伊粉没人吃了，可是埃及地下有的是木乃伊，经常挖出来，只好再找出路，一条出路是整尸出口，供巴黎上流社会聚会时做游戏，看哪个贵妇人拆木乃伊的裹尸布速度最快，要说当年巴黎的贵妇人口味真是很重。还有一条出路是裹尸布出口，加拿大有人将它重新洗洗，切成小块，包装食品，结果因为没洗干净，带着霍乱菌，引起霍乱流行。

最后没有出路了，只能自己解决，埃及修了铁路后，木乃伊全当柴火给塞进火车的锅炉里去了。

百年陈皮、几千年木乃伊粉，还有神龙见首不见尾的蜜人，不过是一脉相承的愚昧罢了。

32 西瓜：吃瓜群众口福多

有人来私信：*"老师，跟你确认一下，吃西瓜并不会造成所谓的宫寒吧？想得到您的确认，以后就可以放心大胆吃啦，谢谢。"*

虎老师代表全中国种西瓜的、卖西瓜的和吃西瓜的回答："当然不会，因为就没有所谓的宫寒。"

这位高高兴兴大口吃西瓜去了，虎老师也不能闲着，到 Costco 挑了个大西瓜。

俗话说温饱思淫欲，当代中国还得加上一句，温饱思怪异。想当年吃饭凭粮票的时候能不饿着就谢天谢地了，谁讲究这不吃那不吃、这个不能和那个一起吃、这个那个不能空腹吃？要我说是没饿到那份上，到那份上吃什么不是空腹呀？

现在食物丰富了，中国人就穷讲究了。就拿西瓜来说，一个性寒就吓倒了百八十万人，尤其是孕妇。传统的解释是西瓜有天然白虎汤之称，太过寒凉，现代的解释是西瓜会增加血糖，引起妊娠糖尿病。还有比较人性化的，说西瓜可以吃，但不能吃冰箱里放过的西瓜，因为会导致宫寒。

唉，女人生在中国，尤其是孕妇，都不能愉快地吃西瓜了。

西瓜估计原产于非洲卡拉哈里沙漠，据古埃及文字记载，5000多年前就种植西瓜了，古埃及人还把西瓜放在金字塔里，以便木乃伊们重生之后享用。西瓜出埃及后先遍及地中海沿岸，于公元10世纪进入中国，中国现在是全球西瓜产量第一的国家。我们现在吃的西瓜大多是杂交不育的无籽西瓜，这样吃起来非常爽。

西瓜在夏季上市，人们吃西瓜为了解暑，其实是冲着西瓜所含的水分，因为夏季天气炎热，人们更需要补水，西瓜的含水量为92%，西瓜的糖分让人们容易吃进去，身体补了水，感觉很舒服。

一些专家称西瓜为最健康的食物之一，原因除了西瓜含水量冠于水果之外，还有另外几个原因。一是西瓜的热量少，280克西瓜的热量为85卡。然后是维生素A、维生素C的含量比较高，最后是番茄红素的含量高，尤其是熟透的西瓜。从这些来看，西瓜谈不上最健康的食物，但是一种很健康的食物。只是西瓜的GI高于其他水果，糖尿病患者不可多吃，但稍稍吃一些也是可以的。

所谓性寒，毫无科学道理，更没有什么天然白虎汤。

至于孕妇吃西瓜会导致妊娠糖尿病，则来自对妊娠糖尿病的一知半解。怀孕期间，为了支持怀孕，胎盘产生激素，使得细胞对胰岛素产生抵抗，正常情况下，胰脏会相应地多产生胰岛素，但有些人的胰脏无法多产生胰岛素，结果就成了妊娠糖尿病。35岁以上的孕妇、肥胖的孕妇患妊娠糖尿病的风险高，妊娠糖尿病也有家族史，有糖尿病早期症状者也易患妊娠糖尿病。这种病有种族因素，亚裔属于高发人群，没西瓜什么事。

至于西瓜败火的说法，无非是吃完西瓜后去卫生间的次数多，这是因为体内进入这么多水分，排出去自然也就多，喝同等量的水也一样的。根本就没有所谓的火，因此也没有上火和败火。

夏天到了，是吃西瓜的季节，不管是不是孕妇，都不要让那些愚昧的说法坏了吃西瓜的兴致。

33 木耳不治病

有人提的意见很中肯，科普不能总说这个不靠谱那个没有用，也要正面说说。接受意见，从木耳开始，说的是当食物吃的木耳。

木耳让我们的餐桌丰富了那么一点点，让热衷于养生的人们多了一种选择，设想一下如果没有木耳，我们的饮食、我们的养生事业会怎么样？

说实在的也没什么影响。

木耳是一种真菌，长在树上，被称为"山珍""素中之荤"等，就不说这些名称有多么的浮夸吧，现在的木耳都是用木屑人工培育的，谈不上珍贵，只是让真菌为我们的肠胃服务罢了。

木耳是干燥后出售，食用前泡开。之所以不吃新鲜木耳，主要是不好吃，新鲜木耳90%的成分是潮湿物，跟啃木头一个味，而且含有卟啉，易引起日光性皮炎，晒干后卟啉分解就没事了。

100克干木耳含热量286千卡，成分主要是多糖，含65克，蛋白质10克左右，铁、钙、磷、膳食纤维丰富。因此在饮食中包括木耳还是很不错的选择，但也不要指望靠吃木耳能吃成什么，能够起到的是和其他食物一起达到营养均衡的目的。至于黑木耳因为黑而受吹捧，就只能一笑了之了。

木耳的问题除了黑木耳造假之外，还有农药残留，后者经过多泡泡就能改善了。

木耳药用历史悠久，而且不仅在中国和亚洲其他国家，西方诸国也用木耳治病。16世纪末英国草医们将木耳放在牛奶里煮，或者放在啤酒或醋里，用于治疗咽炎，类似的木耳药治咽炎一直在英国延续到1860年。

近代把木耳当药用的有印度尼西亚人，更近一点的是加纳人，他们将木耳用于补血。

海内存知己，天涯若比邻，中医也用木耳养血补血，这一点有了现代营养学的支持，因为木耳含铁量高。

用现代医学的手段研究木耳的有效成分有一些结果，20世纪80年代发现木耳里的两种葡聚糖在小鼠肉瘤模型上有抗癌效果，但是进一步发现其他相似真菌有效，偏偏木耳无效，有没有效都只是在小鼠身上，并没有人体试验数据。还有一项研究发现木耳提取物在小鼠糖尿病模型上有降糖效果，同样也只是在动物模型止步。

另外一项研究发现木耳提取物有抗凝效果，但停留在试验阶段。还发现能降胆固醇，但并没有进一步研究，因为来自青霉菌的他汀类药物既有效又安全，就没有必要再到真菌里乱找了。

上述这些研究或者很初步，或者止步于动物模型，根本没有人体试验结果，却被有心人拿去大肆宣传木耳的药用效果，这些效果都是毫无根据的，即便日后发现真有效，也是从木耳中提取纯化的成分，吃木耳是不可能达到这种效果的。

在保证食品安全的前提下，木耳还算健康食物。吃木耳就吃木耳，别图养生也别图治病。

34 豆腐与女人

开放了二胎政策，怀孕的话题就热了起来。

育龄妇女中，能怀孕的占大多数，难怀孕或者不能怀孕的也是有的。存在这种情况可以借助现代医学进行治疗。

近来出现了一个假说：吃大豆会损害女性的生育力。

大豆及其制品是亚洲人特别是中国人的传统食物，咱们不仅有豆腐西施，还有老外看不懂含义的"吃豆腐"，更有中国式幽默"找块豆腐撞死"等。

其实早在 2004 年，这个假说就被科学打了脸，研究证明吃大豆或者大豆补充剂不影响生育能力。之后，豆腐在西方站住脚了。前一段居然 Costco

也卖豆腐，而且特意标明此物非转基因。

最近有一篇新文献：塑料制品中的双酚 A（bisphenol Λ，BPA）是雌激素模拟物，96% 的人体内有 BPA，这东西有很多潜在的健康风险。这项研究发现体内 BPA 高的女性人工授精成功率低，如果她们饮食中包括大豆制品的话，人工授精成功率就不受体内 BPA 水平的影响，成功率就上来了。也就是说，大豆制品可以让生育力免受 BPA 的影响。

这样一来，女人们可以放心吃豆腐了。

女性更年期的主要症状之一是潮热，目前有的研究表明多吃大豆制品比如豆腐有助于缓解潮热，但也有研究表明不能。不管能还是不能，在饮食结构中添加豆腐等大豆制品对健康有好处。更年期后女性少了雌激素的约束，容易发胖，患心脏病、糖尿病等慢性病的风险也高，多吃点豆腐有助于维持体重，也因此间接地预防了患这些慢性病的风险。

大豆含植物雌激素，因此一直存在着大豆制品和乳腺癌等女性肿瘤关系的讨论。一方面亚洲女性乳腺癌发病率低，也许和吃大豆制品相关；另一方面大豆的植物雌激素也许能刺激乳腺癌等癌症细胞的增长，挺让人担心的。

在动物实验中发现大豆制品能够刺激乳腺癌细胞生长，但是在人体使用中发现多吃大豆制品能减少乳腺癌的复发。因此看起来大豆制品对乳腺癌患者来说是有利的，可以放心地吃豆腐。而且目前的研究是基于吃豆腐等食物，而不是吃大豆补充剂。

还有一点，似乎豆制品过多加工后，其益处就消失了，因此吃豆腐，不要吃油炸的。

好吧，到了饭点了，吃豆腐去。

35 巧克力的健康故事

巧克力是什么?

颜色黑或者不黑的小块，放进嘴里甜丝丝的很好吃，但这种固体巧克力只有不到 200 年的历史，是欧洲人研制出的变种，在此之前的三千多年里，巧克力不是固体食物，而是液体饮料。

古方巧克力出现在公元前 1900 年，是美洲土著将可可树的果实可可豆磨碎后加入热水、香草、玉米面、辣椒和其他香料制成的有泡沫的饮料。

美洲的土著，从奥尔梅克人、玛雅人到阿兹特克人，都把可可豆饮料当作提神饮品，玛雅人甚至有一尊可可神，并将可可豆饮料用于宗教和祭祀的场所，称之为神的食物。阿兹特克则认为可可豆饮料是一种春药。

1519 年，西班牙征服者荷南·科尔蒂斯应阿兹特克大君蒙特苏马二世之邀，来到阿兹特克帝国首都特诺兹提朗（即今天的墨西哥城），受到阿兹特克宫廷的款待，其中的饮品之一就是女人极其恭敬地用纯金杯斟满冷的可可豆饮料。

其后，风云骤变，科尔蒂斯借机绑架蒙特苏马二世，成功地利用他来发号施令。贪生怕死的蒙特苏马二世把两个女儿献给科尔蒂斯，科尔蒂斯喝了更多的可可豆饮料，但没有发现有任何壮阳的效果。

再其后，阿兹特克政变，泪水之夜，天花流行，一年杀戮，科尔蒂斯率领墨西哥被阿兹特克帝国压迫的各部落推翻了阿兹特克帝国的统治，这种可可豆饮料就成了西班牙王廷的饮品。但是，可可豆所带来的苦味西班牙人喝不惯，便加入了糖和蜂蜜，也有了巧克力这个词，具体从美洲土著的哪个词转化来的，还存在争议。之后一百年间，这种被称为巧克力的饮料在欧洲各地流行开了。

进入 19 世纪后，现代化学业出现了，化学家们做的第一件事是从南美的金鸡纳树皮成功地提纯出奎宁，解决了用金鸡纳树皮治疗疟疾时搞不清真树皮与假树皮以及有效树皮与无效树皮的难题，从此开始了现代制药业。与此同时，化学家们对巧克力的制作进行了改良，开始了现代食品加工业。

1815 年，荷兰化学家昆拉德·霍滕用碱性盐去除可可豆的苦味，1828 年又发明了一种能够去掉液体巧克力中半数天然油脂的办法，使得巧克力的生产更便宜、质量更为稳定。在此基

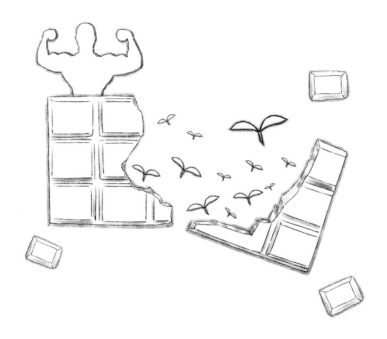

础上，1847 年终于出现了固体巧克力。就这样巧克力华丽转身，从苦辣的饮料变成了甜点。

可可豆里面有 300 多种化学成分，很多黄酮类化合物和黄烷醇，包括很火的花青素和儿茶素等抗氧化物，还有多巴胺、苯乙胺、血清素等让人感觉欢快的东西。

巧克力颜色越深，所含的黄酮类化合物和黄烷醇就越高，因此卖巧克力的和买巧克力的都看好黑巧克力，结果那些可可含量超过 70% 的巧克力比药还难吃。有关巧克力的健康方面的研究也集中在黑巧克力上。

但是我们不是直接吃可可豆，也没人能吃得进去，从可可豆到巧克力，中间的加工过程决定巧克力是健康食物还是不健康食物。巧克力加工制作中会加入糖、全脂奶油和奶等成分，使得巧克力起码热量上能够当军粮了。

就拿一块 43 克的荷西牛奶巧克力来说吧，含有 13 克脂肪、24 克糖，热量为 210 千卡，吃两块牛奶巧克力，一天的添加糖的限量就达标了，经常吃的话肯定体重上升。

说起荷西牌巧克力还有个故事，美国南北战争中，罗伯特·李将军跨过波托马克河进军宾夕法尼亚州，宾州人民焦土抗战，荷西的老板带头把厂子毁了，不让南方佬吃巧克力。没想到双方在葛底斯堡遭遇后展开决战，南军根本就没到荷西所在地。

说完故事，继续说巧克力究竟健康还是不健康。

巧克力健康的支持证据之一是巧克力会降低心脏病的风险。流行病学资料表明，吃一定比例的巧克力会降低患心脏病的风险。

这一结果和巧克力高脂肪、高糖、高热量的形象恰恰相反，所以专家的解释是从巧克力中的抗氧化物等成分的角度，建议吃黑巧克力。

这些研究是观察性研究，不是随机对照，更不是双盲法。尽管不乏上十万人的研究，但存在着较为严重的问题。比如一项试验得出每天吃 100 克巧克力会降低患心脏病和中风的风险，但被调查的 15 万多人的巧克力平均日消耗量仅为 7 克，只有小部分人每天吃 100 克以上。这是一个总体低巧克力摄入量人群，最关键的被调查者是年轻人，很少有体重超重和肥胖的，也很少有患糖尿病的，这一群体患心脏病的风险本来就很低。这种试验的参加者应该是心脏病高危起码是中等程度风险的人群。

还有一项研究发现吃低碳水化合物饮食的同时吃巧克力，减肥的速度会增加 10%，获得媒体的广泛宣传，而这项研究居然是一个记者搞的，就 16 个人参加，一共进行了 3 周，这样的研究根本不能算科学。

再比如一项常吃巧克力会减少中风风险的研究，那些多吃巧克力的人是教育程度高和健康的人，他们很少吸烟、很少患高血压、很少有房颤,因此很难说是巧克力对心脏起了保护作用，更可能的是健康的生活习惯在起作用。

有一项研究发现吃巧克力可能降低血液胆固醇水平，但这是建立在吃低脂肪饮食的基础之上的。饮食结构对健康的影响是多因素的，从胆固醇来说，一来脂肪是主要因素，二来饮食对血液胆固醇的影响远没有原先想象的那么大，三来如果想降低胆固醇的话，吃药要比天天吃很多巧克力更有利。

还有些研究表明巧克力可能有助于防止记忆退化等，这方面也许更靠谱些。

最新的一项研究发现孕妇每天吃 30 克巧克力对胎儿的生长和发育有益。这一结果至少表明孕妇是可以吃巧克力的。

　　上述研究都只能提供一种可能的关联性，其意义在于常吃巧克力的人们没有必要因为怕胖而忌了这口，但并不足以建议不常吃、不多吃巧克力的人们出于健康的原因多吃巧克力。

　　巧克力还有一个问题，因为糖含量高，吃多了容易得蛀牙。6个月以上儿童就可以吃巧克力了，但出于容易肥胖和容易得蛀牙的原因不可多吃。

　　还有的研究发现多吃巧克力会影响骨密度和增加骨质疏松的风险，尤其是年老的女人。这种研究和上述研究一样只能供参考，其意义在于让我们意识到巧克力的相关研究结果不全是正面的。

　　巧克力的另外一个问题是含有咖啡因，一般的巧克力咖啡因含量不高，但标榜为最健康的黑巧克力的咖啡因就相对地高了，大约相当于可乐的咖啡因含量。相对于咖啡来说并不很高，但对咖啡因敏感的人要注意。

　　目前的情况是巧克力中的糖是巧克力健康与否的关键，可是巧克力的美妙很大程度在这些糖上，没有了糖就很难吃，也就失去了应有的享受。所以对于正常人来说，可少吃，不可多吃。

36 柠檬虽好，不要神化

看到一篇文章，题目是这样的：柠檬，世界上最健康的食物。记不得是第多少回看到说最健康的食物了，就跟所谓千年一遇的美女似的，一会儿出现一位，一会儿又出现一位，感觉已经活了好几万年了。咱就不追究世界最健康的食物是怎么评选的了，柠檬最健康，你们谁吃一大盘去？

柠檬是水果，然而它是极少被单独食用的水果，因为实在是太酸爽了。柠檬如此之酸是因为含有一种酸，叫 citric acid，在很多水果里面都有，但在柠檬中的含量达到 5%~6%，使得柠檬汁的 pH 值在 2~3，这种酸在中文中就被称为柠檬酸。

历史上的名声

柠檬自古就有种植，但主要用为观赏植物。哥伦布将柠檬带入美洲，同样是作为观赏植物，并用于药物，柠檬汁还被作为调料。

大航海时代之后，坏血病成为海上瘟疫。这种病自古就在海员中存在着，人们也知道用新鲜水果蔬菜可以治愈，但在海上航行无法保证新鲜食物的供应，导致坏血病成为海员死亡的头号原因，1500 年到 1800 年之间，坏血病杀死了至少 200 万海员。到了 18 世纪，英国皇家海军的最大敌人是坏血病，1740 年到 1744 年乔治·安森（George Anson）舰队 10 个月内 2000 名海员中 1300 人死于坏血病。七年战争期间皇家海军的 184 899 名海员病死 133 708 人，绝大多数死于坏血病。

1747 年，萨利斯伯里号（HMS Salisbury）航行中，舰上军医詹姆斯·林德（James Lind）做了一项实验。他认为坏血病是因为身体腐败导致的，可以被酸所治疗。出海两个月后，坏血病在船上出现了。他将 12 名坏血病患者分成 6 个组，吃同样的饮食，但第一组给予苹果酒、第二组给予硫酸、第三组喝醋、第四组喝海水、第五组吃橘子和柠檬、第六组吃辣加大麦水，6 天后，橘子和柠檬吃光了，但这一组的两个人一位已经痊愈，另一位也基本恢复了。

这是历史上第一次临床试验，尽管用今天的标准设计得不合理，但得出了正确的结果。林德后来发表了他的试验结果，被医学界所忽视。直到 1794 年，在萨福克（Suffolk）舰 23 周不间断航行中，每天供应柠檬汁，没有出现严重的坏血病，导致海军普遍配备柠檬汁，大大地提高了战斗力。

后来证明坏血病是因为维生素 C 缺乏而造成的，因为当年在航海中吃不到新鲜食物，无法摄取足够的维生素 C，柠檬汁则提供了维生素 C，从而使坏血病得到控制。就这样，柠檬和柠檬汁赢得了它的历史名声，直到今天，很多人还是冲着维生素 C 而把柠檬或柠檬汁加进食物和水中。

柠檬与维生素C

因为有坏血病这段历史，柠檬给人一种含有很多维生素 C 的印象。每 100 克柠檬含 53 毫克维生素 C，每 100 克橘子也含 53 毫克维生素 C，看起来两者维生素 C 含量一样，但一个小橘子重 96 克，一个柠檬重 58 克，因此按个算的话橘子的维生素 C 含量高于柠檬，而且吃橘子会比柠檬吃得多得多，所以从摄入维生素 C 来说，橘子远胜于柠檬。

林德当年那个著名的实验，吃橘子和柠檬那组每天吃两个橘子、一个柠檬，两个橘子很容易吃进去，那一个柠檬大概是挤出汁喝了，功劳主要是橘子的，被柠檬抢了功。后来之所以配备柠檬汁，是因为柠檬汁可以作为调料，不仅能预防坏血病，而且让船上那些本来难以下咽的食物变得可口了许多。

维生素 C 有很多光环，从预防和治疗感冒到预防癌症，可惜并没有可信的证据，相关的临床试验更是否定了这些说法。维生素 C 是一种强力抗氧化物，抗氧化物本身的效果同样没有可信的证据。维生素 C 也好，抗氧化物也罢，必须放到健康的整体协调和平衡中去。

人体必须每天从食物中摄取维生素 C，但坏血病今天很少见。正因为人类需要天天摄入维生素 C，人类的饮食结构中维生素 C 的来源很充足，只要吃新鲜的食物，尤其是保证水果蔬菜的摄入量，维生素 C 就缺不了。

柠檬含维生素 C 多的印象除了当年坏血病的典故外，还因为太酸，但那酸味不是维生素 C 造成的。在我们的饮食结构中，柠檬可以作为一种天然的调味品，在饭菜上挤上柠檬汁，会有一种很好吃的味道。

柠檬水

柠檬水算饮料中很火的一个了，因为自己可以做，也有卖的，有钱去买，自己做又省钱又健康。

喝柠檬水的好处也深入人心，比如那天在公司，倒水的时候看见一位女同事在切柠檬，然后放到水里。

——活得很精致呀。

——柠檬水好呀，喝柠檬水排毒。

——又是排毒！排毒就是个伪科学概念，要靠排毒才能活着，那叫肾衰竭。你这是中了排毒的毒了。

——那还能吸收维生素 C 呀。

——那点维生素 C 通过其他途径很容易就摄取了，比如吃个橘子。

——那为什么那么多人喝柠檬水？

——是因为这样水有味道，能够多喝点水。

——到底还加不加呀？

——要是能多喝点水就加，要是嫌酸还得加糖，就跟外面买的柠檬水那样，就不要加了，免得摄入太多的糖。

上面这一段说的是什么是本，什么是末，要搞明白了，不要本末颠倒，柠檬水的主语是水，不是柠檬。

柠檬的营养成分

除了前面讲过的富含维生素 C 之外，从其他营养成分上看，柠檬还是很健康的。

一个柠檬的热量只有 17 千卡，吃 10 个才 170 千卡，也就相当于 1 个半香蕉，多吃柠檬可以减肥吧？没人这么说，因为根本吃不进去几个。

热量低，主要营养成分肯定高不了，0.6 克蛋白质、0.2 克脂肪、5.4 克碳水化合物。爱多少就多少吧，反正不会生吃柠檬的。

此外还有硫胺素、核黄素、维生素 B_6、泛酸、钙、铁、镁、磷、钾、铜、锰等。

吃柠檬主要是从柠檬汁这个途径，30毫升柠檬汁含7千卡热量，0.1克蛋白质、0.1克脂肪、2.3克碳水化合物、15毫克维生素C，加到水里喝了还是很健康的。

柠檬和其他一些水果不一样，不存在放熟的情况，因此要在最成熟的时候采摘。柠檬可以在室温储存,避免阳光直接照射。

吃一些较甜的食物时，可以用柠檬汁调味，当然加少许糖更好，甜点常放柠檬，味道很好，当然也是少吃更妙。吃鱼、虾、扇贝、鸡等加柠檬汁的味道很好，被誉为健康饮食的地中海饮食多用柠檬，这样含脂肪的调料品就用得少。

柠檬的利弊

据说柠檬的好处之一是降低脑卒中的风险，这是来自吃大量柑橘类水果的研究，跟踪近7万名女性14年，发现食用柑橘类水果多的人脑卒中的风险降低19%。这个研究并非针对柠檬的，而且就像上面说的，柠檬也吃不了多少。

抗肿瘤、美白皮肤的说法是来自抗氧化物的，没有可信的证据。

有一项研究发现服用高剂量的一些营养成分包括维生素C，会减少哮喘的风险。但并不能证明是维生素C的效果。

促进铁吸收是从维生素C而来的，只要富含维生素C的食物都成。吃红肉的时候如果没有什么新鲜水果蔬菜的话，可以加上柠檬汁，以保持铁的吸收。

提高免疫力的说法来自维生素 C，和预防与治疗感冒一样，没有可信的证据。

如果患有胃食管反流的话，柠檬或柠檬汁吃多了会导致症状加剧。

柠檬不仅可以吃，还可以作为家里的清洁用品。将柠檬汁和盐或者发酵粉混合后，可以把铜器擦得干干净净。柠檬汁可以作为厨房除味剂和消毒剂，将柠檬汁和苏打粉混合后，可以把塑料餐具擦干净。

为什么这么费劲？有的是清洁剂呀？！

这是因为像柠檬、发酵粉、苏打粉属于天然的清洁剂，与化学性的清洁剂相比，效果一样，但能够减少家庭和环境中的化学污染。

那么柠檬精油呢？

主要是味道好闻。

37 枸杞只是一种小水果

枸杞在中国药食两用，是带着耀眼光环的中药材之一。近年来枸杞走出国门，在欧美均有种植和销售。中国专家们对枸杞多采取正面的评价，国人就更不要说了，我周围就有人喝水的时候放几粒枸杞进去，认为这样对健康有好处。

从现代医学的角度，看看枸杞是怎么回事。

通常说的枸杞，指的是宁夏枸杞的干燥成熟果实，也就是枸杞子。

首先，枸杞被认为营养丰富，维生素 A、维生素 C 含量高，蛋白质、膳食纤维、铁的含量也不错。

单个把枸杞挑出来还是不错，问题是其他干果同样具有这些营养，要比较就和同类比较，不能把枸杞跟空气比。枸杞只是这类水果的之一，确实能提供营养，但一来其他水果也能提供同样的营养。二来干果和坚果有一个相同的问题是热量含量高，100克枸杞子所含热量超过300千卡，不能多吃，也因此不能主要靠吃这类东西来吸收那些营养。何况这些属于食物的范畴，和药用没有关系。

其次是抗氧化物，枸杞抗氧化物水平高，尤其是玉米黄质含量高，玉米黄质是叶黄素的异构体，因为玉米黄质含量高，就认为枸杞对黄斑变性有预防作用，但这仅仅是认为。

玉米黄质并非只有枸杞有，从名字上就能看出来，吃玉米就够了。玉米黄质和叶黄素确实能减少黄斑变性的风险，有这种风险的人要多从饮食中摄取玉米黄质和叶黄素，多吃绿色蔬菜、橘子和橙子、玉米、胡萝卜、木瓜、西红柿、桃子等水果蔬菜，相比这些东西，枸杞没有什么优势，有的只有劣势。

还是从抗氧化物的角度，认为枸杞能够预防癌症、提高化疗的效果，但这些研究一来证据不充分，二来只是针对抗氧化物的研究，并非针对枸杞的研究，抗氧化物本身的效果并没有得到证实，更不要说以此推断到枸杞那里了。至于能够降血糖、降血压、减少关节炎疼痛，则没有证据或者相互矛盾。

有一项小型随机双盲实验发现服用枸杞可让人感觉好，这项实验首先样本太小，每组不到20人。其次设计有问题，感觉这种东西没法定量。喝了15天果汁后实验组和对照组都感觉幸福多了，在此基础之上再总结出喝枸杞汁那组感觉更好。这样的结果很难让人信服，也许参试本身就让人足够兴奋了。这种

"你感到幸福吗"的研究本身就说明在枸杞身上找不出其他可以炫耀的了。

总的来说，枸杞的研究缺乏临床证据。枸杞会影响华法林的药效，也有可能影响糖尿病药物和降压药物。就毒副作用来说，如果不吃补充剂的话，枸杞子不多吃还是很安全的。

枸杞和其他食物一样，研究来研究去，也就是提高营养、抗氧化物等，作为食物吃没问题，作为药物用就没谱了。

作为食物，吃枸杞子的话，会涉及食物安全问题，此外市售枸杞子糖含量很高，最好能吃枸杞果实。

枸杞就是一种小型水果，没什么神奇之处，黑枸杞也一样。

38 吃纳豆真的健康吗?

纳豆是日本的特产。

日本的东西质量好，并不等于日本的东西在宣传上都科学，实际上很多日本的东西都靠伪科学来忽悠人，水素、酵素正是这类东西，那么纳豆呢?

纳豆是日本某些地区的传统食物，是发酵的大豆，这东西的味道不敢恭维，根据 2009 年的调查，70% 的日本人喜欢吃纳豆，剩下不喜欢吃的人中有一半因为健康的因素而勉强吃，估计自称喜欢吃的人中因为健康因素而吃的比例也少不了。这项调查说明了两点，一是不知道什么原因，很大比例的日本人爱吃纳豆这种难吃的味道，二是还有很大比例的日本人因为纳豆对健康有好处而吃它。

吃纳豆健康，在日本深入人心，并且开始深入中国人心，那么吃纳豆究竟是否健康？

纳豆是日本的传统食物，已经有一千年的历史了，但现代的纳豆并不是自古就有的纳豆，而是在 100 年前用枯草芽孢杆菌代替稻草发酵而制作出来的，是现代微生物学在食品业上的应用。

纳豆的营养成分，55% 是水分、18% 蛋白质、11% 脂肪、5% 膳食纤维、5% 糖。从维生素和矿物质上，纳豆的维生素 K_2、维生素 C、锰、铁的含量高。有一种说法纳豆含维生素 B_{12}，推荐给素食者吃。其实纳豆的维生素 B_{12} 含量低到可以忽略不计。

纳豆是豆类，豆类相对来说健康，如果根据这一点的话，吃各种豆类都可以，中国有豆腐、豆浆等豆制品，和纳豆相似的有豆豉，没有必要一定吃口感不好的纳豆。

纳豆是日本的传统食物，日本是长寿国家，如果根据这一点的话，日本人长寿是近代的事，可是纳豆吃了一千年了，长寿不能算是纳豆的功劳。

纳豆的各种营养其他发酵食品也有，为什么非要吃纳豆？

为了回答这些疑问，维生素 K_2 就被推上前台。

维生素 K 包括一组结构相似的脂溶性维生素，它们的作用是参与骨骼代谢、促进血液凝固。蔬菜中有足够的维生素 K_1，可以被肠道细菌转换成维生素 K_2，因此健康成人是不缺维生素 K 的。纳豆在发酵过程中维生素 K_1 已经被细菌转换成维生素 K_2，这种情况是否更易于吸收还很难说，因为肠道细菌在那儿待着，闲着也是闲着。虽然骨质疏松见于维生素 K 低下者，但补充维生素 K 并不能增加骨密度，维生素 K_2 也不能逆转骨质疏松。目前权威机构并不建议服用或者多摄入维生素 K 以预防骨质疏松。

所以，靠维生素 K_2 来支持纳豆健康的说法完全站不住脚。

纳豆不仅不好吃，还不能多吃，100 克纳豆含热量 212 千卡。如果其他食物不减少的话，多吃几包纳豆就不仅仅是多放屁的问题，长期这样会增肥。吃太多也会摄入过多的蛋白质。

纳豆激酶是从纳豆中提取的补充剂，据说有一定的预防心脏病的效果，但是并没有足够的证据支持。更重要的是纳豆激酶的保护心脏效果一来远不如阿司匹林，二来其副作用的研究也远没有阿司匹林完善，为什么不吃阿司匹林？这就是为什么纳豆激酶还停留在补充剂层次的原因。

另外 2009 年的一项研究发现纳豆激酶也许对阿尔茨海默病有效，但该项研究只是一项初步研究。2011 年 WHO 的研究发现日本的阿尔茨海默病和老年痴呆发病率倍增，从另一个角度表明吃纳豆不管用。

纳豆，日本的一种食物而已，这就和吃臭豆腐一样，喜欢那个味道就吃，像虎老师一样吃不惯就不吃，吃或者不吃对于我们的整体健康都不会有太大的影响。

39 亚 麻 籽

亚麻籽被称为世界上最健康的食物，让我们搜索一下，会发现曾被称为世界上最健康食物的东西用两只手都数不过来，即便是六指。

食物与人是一种相互协调的关系，过犹不及，因此不存在所谓最健康的食物。吹嘘某某是最健康的食物，或者是为了吸眼球，或者是为了卖货。

亚麻是一年生草木植物，早在 3 万年前就被用在纺织品上。在距今 9000 到 5000 年间，亚麻在世界很多地方被种植，包括中国。最早广泛运用亚麻的是古埃及，神庙用亚麻花涂上颜色，木乃伊用亚麻布包裹起来，祭司们也只许穿亚麻布，不是因为贵或者舒服，而是因为代表着纯洁。后来亚麻布一直占据着布料市场，直到更便宜的棉布出现，亚麻布才逐渐衰败。

亚麻籽也是从古埃及开始就被药食两用的，药主要是用于通便，因为亚麻籽纤维含量高。到了今天，亚麻籽和亚麻籽油是通便用的膳食补充剂，此外还声称对于糖尿病、高胆固醇、肿瘤等方面有效果。

亚麻籽治疗便秘的原因是因为所含的膳食纤维，可溶性和不可溶性的都有，但是这个古老的药用效果基本上没什么人研究，大概觉得治便秘上不了台面吧。

如果想获得亚麻籽的其他健康效果，最好吃磨好的粉末，不要吃整个的亚麻籽，因为可能吃进去的基本上照样拉出去，被吸收的很少。除了纤维之外，亚麻籽还富含 Omega-3 脂肪酸、木脂素。木脂素是类雌激素的具有抗氧化功能的化合物，亚麻籽是木脂素的最佳来源之一。1 汤勺（7 克）亚麻籽粉含 2 克膳食纤维、2 克多不饱和脂肪酸，热量为 37 千卡，看上去很不错。

亚麻籽不要吃生的，因为有可能含有某种毒素，也不可吃太多，每天限制在 50 克以内，做面包时放进去、放在麦片或酸奶里，吃的时候要多喝水，否则会导致便秘恶化，个别情况还会导致肠梗阻。多数时候亚麻籽和亚麻籽油可能导致胀气和腹泻，其他副作用还有腹痛、恶心等。

孕妇不要吃亚麻籽和亚麻籽油，因为对激素水平有轻度影响。对于哺乳期亚麻籽的安全性的研究还很少。

吃亚麻籽为了摄取膳食纤维和不饱和脂肪酸是可以，冲着治病就要多掂量掂量了。

亚麻籽宣称的效果之一是降低胆固醇，实验室和动物实验证实了这一点，但人体实验并不一致，看起来亚麻籽的降胆固醇的效果只适用于胆固醇很高的人。降胆固醇有他汀类等安全有效的药物，亚麻籽在这方面的应用可能对于那些不能服用降脂药的人是一种替代，但先要明确这东西确实有效。

亚麻籽在癌症预防上有一些初步的结果，表明对乳腺癌、前列腺癌、结肠癌上可能有效。在乳腺癌上大多是动物实验，只有一项人体实验，发现吃含亚麻籽的饮食可能减缓肿瘤的生长，这个结果需要进一步验证。结肠癌的结果来自动物实验，前列腺癌的人体实验结果不一致。

有研究发现亚麻籽可以预防潮热，正准备在更年期妇女中间大卖，但被进一步研究否认了。

在糖尿病方面，发现亚麻籽有助于糖尿病前期肥胖病患者的血糖控制。但这种效果也许是吃这种高纤维食物的效果，不是亚麻籽所专有的。这种胖人控制饮食后血糖就会得到一定程度的控制。

总的来说，作为某种食物添加，少量吃吃亚麻籽是可以的，不要抱太大的期望。

40 益生菌的前生今世

益生菌已经成为很多医生的口头禅了，不仅中国医生，很多美国医生也是这样：吃点益生菌吧。这么一说显得特有学问似的。

很想当面逐个问一下这些医生：你了解益生菌吗？

在益生菌问题上，临床医生如果缺乏微生物学和分子生物学的实验经历，是不会有比较直观的了解的。如果培养过细菌和细胞，就会清楚益生菌绝对不是把某种"有益"的细菌像药物吃进去那么简单。在人的肠道中生长着许多种细菌，这些细菌的相互影响及其对人体健康的影响根本不清楚，更不要说吃进去某种或者某几种细菌进去，会对人体健康有什么影响。

益生菌是肠道菌群的别称，这名字听起来好像咱们每个人都有一肚子的好货。肠道菌群与营养、免疫、行为、疾病等有着密切的关系，机体的健康在很大程度上取决于肠道菌群的平衡。肠道菌群的研究是目前的热点，益生菌也是商家博眼球的热点，对于肠道菌群，目前的了解还很粗浅，因此那些打着益生菌旗号的产品效果都是要打问号的。

益生菌的题目很大，下面要说的是几点益生菌的基本知识。

药不能停

益生菌不能替代药物，这东西目前是食品或者补充剂，效果没谱，质量也没有保障。在任何情况下，都不要因为吃益生菌而停止吃药或者减量。反过来说，如果医生说吃点益生菌吧，基本上可以肯定这种情况不用治疗或者没有好的治疗手段。

确实在进行益生菌作为药物的开发和临床试验。一项 3 期随机双盲临床试验，否定了之前两期临床试验的结果，得出益生菌短双歧杆菌对早产儿没有健康益处的结论。这说明益生菌作为药物没有那么容易，迄今为止只有极少有效的例子。

有病的话，吃药，不停药，别对益生菌产生幻想。

益生菌有副作用

益生菌的卖点是好细菌，好的东西并不代表绝对安全。吃益生菌补充剂的最初几天，会出现胀气等症状，尽管比较温和，而且可能过几天就消失了。

益生菌还有可能引起过敏反应。免疫功能低下者、正在进行化疗的癌症患者、器官移植者、消化道部分切除者等要避免吃益生菌。

益生菌补充剂的质量是没有保证的，由于存在着活菌，益生菌产物有可能被污染，被用于治疗的粪便菌就出现过被其他细菌污染的情况。

益生菌的宣传多夸大其词

益生菌总体来说依然处于研究阶段，有些效果比如治疗腹泻，还算有些谱，其余的那些多是夸大其词，尤其是大肆宣传的商家，基本就是满嘴跑火车了。

比如儿童过敏，益生菌最多对湿疹有些帮助，对预防过敏无效。

有很多医生推荐益生菌是抱着吃不坏的想法，不管用为什么要吃？从一个医生嘴里说出来，患者或者患者家属很可能就认定有效了。做大夫的，一定要谨言慎行。

益生菌不便宜

益生菌可以通过食物摄取，比如一些酸奶，但推荐益生菌的大夫很少让人出门买酸奶的，让人吃的都是名为药物实为补充剂的东西。当然酸奶也不都有益生菌。

益生菌补充剂除了质量不保证之外，保质期还短，价格还很贵，根据美国 2013 年的一项调查，一个剂量益生菌的价格往往超过一美元，而且高价格并不代表好的健康效应。不要让海淘、营销和朋友圈忽悠了。

从 2010 年到 2014 年，全球益生菌产品销售增加了 35%，总额超过 300 亿美元，增长最快的是东欧和亚太地区。

再说一句：在益生菌上，少花冤枉钱。

益生菌与食物

肠道菌群帮助我们将食物转化成能量，它们这样做并不是活雷锋，而是为了自己的生存，这样肉类和蔬菜复杂的分子才会被分解并因此得以被吸收，没有肠道菌群，诸如植物纤维素是不会被吸收的。

正因为这样，我们食物的多样性就决定了肠道菌群的多样性。人的肠道里有 300~1000 种不同的细菌，其中三分之一是每个人都可能有的，其余三分之二是在人群中分化存在的。具体到每个人，其肠道菌群是相对稳定的，其分化程度取决于基因、饮食、生产时从母亲处获得和是否长期使用药物等因素。

2015 年的一项瑞典科学家的研究，研究人员分析了肥胖症患者的肠道菌群，把他们分成两组，一组肠道菌群的分化性高，另一组肠道菌群分化性低，然后让他们吃 6 周的低热量饮食。两组胖子理所当然地都成功地减肥了。然而肠道菌群的低分化性组粪便中那些会引起疾病的成分降低了，肠道菌群的高分化性组则没有变化。

这个研究揭示了不同的肠道菌群对不同的食物有喜好，如果食物不是它们所喜欢的，它们的活动、繁殖都会减少。这也解释了为什么肥胖在有些人身上并不是问题，而在另外一些人身上则是很多慢性病的诱因。

不管自己的肠道菌群分化程度如何，吃健康食物都会有好处。上面这个研究是从大的饮食习惯上看，那么具体到食物上，哪些食物对肠道菌群的影响最大？

比利时科学家的一篇论文就是试图给出答案的。这是一项大型研究的一部分，之所以称之为大型，是该研究预期研究 4 万份人的粪便。研究粪便是研究肠道菌群的一个有效手段，因为寄生在我们肠道的菌群会随着粪便而排出，当然不会全部排出，因为它们繁殖得很快，所以不用担心每天随粪便排出的那些。

这篇论文包括了迄今为止分析的 1000 份粪便样品的结果，他们发现了 69 个影响肠道菌群分化的因素，比如食物从入口到排出之间在人体内存留的时间、饮食习惯、服药、年龄、整体健康等。然后他们将结果和其他肠道菌群相关研究的结果一起分析，找出 14 种每个人都可能有的共有的肠道菌。

他们发现，对肠道菌群组成影响最大的是食物从入口到排出之间在人体内存留的时间，其次是饮食结构特别是膳食纤维的摄入量。

具体到食物，他们发现黑巧克力对肠道菌群组成影响最大，其次是啤酒。

药物上，抗生素是毫无疑问的，因为直接杀死细菌；泻药也是毫无疑问的，因为促进排出细菌；治疗过敏性鼻炎的药物和口服避孕药以及更年期激素治疗的药物对肠道菌群组成的影响也很大。

研究人员也承认目前的结果还只能说明部分问题，因为他们只研究了 7% 的肠道菌群，等 4 万份粪样的结果都出来后会有更清晰的结果。

这项研究对我们的指导意义是了解这些对肠道菌群组成影响很大的因素，尤其是药物，如果服用这种药物的话，就要意识到自己的肠道菌群会发生变化，需要采取措施恢复肠道菌群的正常状态。

41 蛋 白 粉

蛋白粉，就是纯蛋白质。蛋白粉是健身人士的大爱，除了粉末之外，还有预先配好的蛋白饮料。

蛋白质的基本结构是氨基酸，人体的每个细胞都含有蛋白质，吃蛋白质是为了身体能够进行细胞修复和产生新的细胞，同时对于儿童和孕妇来说，蛋白质对于身体发育是至关重要的。

吃进去的蛋白质被消化成氨基酸，人体需要大量的氨基酸以维持健康。氨基酸主要存在于动物食物中，比如肉、奶、鱼和蛋，也存在于一些植物食物中，比如豆类、坚果和一些谷物，因此不一定通过吃动物食物来获得所有的氨基酸。

氨基酸分三种，即必需氨基酸、非必需氨基酸、条件性氨基酸。必需氨基酸，这种氨基酸身体不能合成，必须从饮食中摄取，但不一定从一餐中摄取，一天之内吃够了需求的量就成。非必需氨基酸，身体可以合成的，无须从食物中获取。条件性氨基酸，在生病和有压力时需要的氨基酸。

如果饮食平衡的话，健康的人是无须额外补充蛋白质的。从蛋白质本身上说，动物来源强于植物来源，因为前者含有所有的必需氨基酸，后者往往只含有部分必需氨基酸。而从饮食健康的角度来说，植物来源要好一些，因为动物来源不可避免地带来大量脂肪。因此在饮食上要均衡。

这样就涉及吃素者蛋白质是否缺乏的问题，像虎老师小时候那种奶蛋素是不会缺乏的，但对于吃纯素的人，是有可能出现这种情况的，因此最好不要吃纯素。蛋白粉的一个目的就是为这些人提供蛋白质的，另外一个目的是为了运动员和练肌肉者，因为他们需要大量的蛋白质。

市场上蛋白粉的常见来源有三种，乳清蛋白、大豆蛋白、酪蛋白。其中乳清蛋白最常见，因为能溶于水而且含有所有的必需氨基酸。但是吃素的人就只能吃大豆蛋白做的蛋白粉，大豆蛋白同样含有所有的必需氨基酸，这就是为什么吃素的人也能维持健康的原因，但是大豆蛋白的蛋氨酸和赖氨酸含量过低，而且有人对豆类过敏。

需要吃蛋白粉的情况有进行高强度体育运动的青少年、开始进行高强度训练和锻炼者、运动损伤后者、纯素食者。

对于大多数人来说，没有必要靠蛋白粉补充蛋白质，即便运动健将，也可以从食物中摄取。蛋白质的最高使用率是 1.8 克每千克体重，超过之后再吃多少蛋白质也没有好处了。一个体重 75 千克的人，一天最多需要 135 克蛋白质。140 克鸡胸脯含有 43 克蛋白质，靠食物是可以满足的，对于一般人来说。每千克体重 0.8 克蛋白质就可以了，这样的话一个体重 75 千克的人需要 60 克蛋白质，从饮食中摄取不会存在问题。

即便在锻炼之后，也没有必要马上吃蛋白粉，因为锻炼之后身体所需能量还是从碳水化合物中吸收，此时碳水化合物与蛋白质的需要比例为 4 : 1 到 5 : 1，如果你吃了 20 克蛋白粉，要有 80 克碳水化合物来支撑。

乳清蛋白会导致胀气、痉挛、疲倦、头疼等症状，其中有些和乳糖不耐受有关。大豆蛋白的很多所谓益处并没有证据。

最后重申一下，如果不是纯素食者或者很挑食的话，大多数人每天摄入的蛋白质不仅不会缺乏，而且很可能已经超标了。对于平均水平的健身锻炼者来说，毫无必要吃蛋白粉。

42 灵 芝

　　灵芝这东西靠的是好听的名字，其实是蘑菇的一种。此物最早是迷信黄老之术的汉朝人臆想出来吃了可以长生的东西，因为神仙和今天的神医一样，都居住在远离人烟的地方，穷山恶水的只有木头里长出的菌类，这么一附会就给了此物长生不老药的光环，这也说明很多传统医学中会有仙术的成分，不是靠疗效，而是靠传说。

　　灵芝神话的支柱是有"药王"之称的孙思邈老前辈，据说他35岁开始吃灵芝，于是活到102岁，也有考证说活到142岁。先说岁数，142岁一摆出来，就看出什么叫传说来了。寿命120岁以上的没一个靠谱的。那么102岁呢？古代的帝王将相为什么没一个活那么久的？因为史书规规矩矩地记载了这些人的生平，起码相差不会出格。那些太出格的

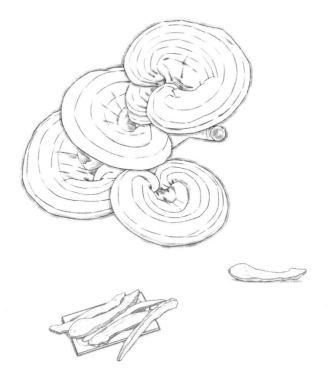

都是正史和闲杂史书不屑记载的，才成了编排吹嘘的本钱。就算真的活到百岁，寿命在很大程度上靠基因，灵芝真管用的话，多吃出几个长命百岁的来我们瞧瞧。

就这么一个靠传说来决定药效的东西，到今天居然中西医结合得很出色，能治高血压、糖尿病、心脏病、肿瘤、肝炎、哮喘、支气管炎、过敏、类风湿，还能提高免疫力、抗衰老、抗神经衰弱，此外加上美白等，瞧把它能的，咱们用正常的逻辑想一想，包治百病其实是什么都治不了。

宣传灵芝的材料上有一句点破了天机，"灵芝草治疗的病，大部分为老年性、顽固性、退化性的疾患",浓缩起来就一个字:骗。

平心而论,灵芝的相关研究不少,绝大多数是亚洲科学家的研究,拿得出手的对照人体研究有两项,一项是 20 世纪 80 年代的,另一项是 90 年代的,后者很奇葩地将灵芝和降压药一起使用,降压药是很成熟的一类药物,用得着灵芝来锦上添花吗?

灵芝粉勉强拿得出手的结果是治疗前列腺肥大,而且证据还不充分,轻度到中度的前列腺肥大本来就不用治疗。其他的是动物实验的结果,或者是设计不合理、临床报告不清楚的人体实验,都不能用做证据。

最神奇的是灵芝降血糖的人体试验结果的来源是当年教我们药理学的某老师编著的一本专写灵芝的"科普"书。降糖药也是一类相当成熟的药物,二甲双胍同样来自植物,和灵芝相比,前者降糖效果非常好,而且颇有魔药的风采;后者毫无可信的效果,一副大力丸的架势。

灵芝并不是吃了无害的。Sloan-Kettering 纪念癌症中心报告了几个病例,一例非霍奇金淋巴瘤患者吃灵芝粉吃出慢性腹泻,两例吃出肝损伤,其中一例死亡。此外还会出现恶心、呕吐、胃部不适、口腔喉咙干燥、流鼻血、眩晕等症状。灵芝粉含有腺苷,会增加出血的风险。

灵芝进入研究领域已经有 30 多年了。过去 30 多年,随着新技术的发展，药物研究进展非常迅速，如果灵芝真的存在某种有效成分，是不会研究了这么多年、涉及这么多领域，到了今天除了中药、中成药外，依然只是营养补充剂的角色。涉及的领域这么广，也说明找不到有效的成分，于是打一枪换一个地方，为了卖灵芝而做研究。还有什么破壁灵芝孢子粉，不过是圈钱的新招数罢了。

43 辣 木 籽

收到私信："*最近家人都在吃辣木籽，我劝了也没人听。肝癌患者吃了找心理安慰就算了，健康的人还把辣木籽当保健品吃。很烦。*"

一查辣木籽，吓一激灵：印度辣木与中国灵芝、美国西洋参并称"世界三宝"。西洋参这个华人在美国种了没多久的东西怎么成了宝了？人家美国早年也有野山参，自从郊狼开天地就长着的，印第安人不拿正眼看这东西。等独立之后可以直接对华贸易了，他家的硬通货除了海狗鞭就是人参，结果30年内东岸的海狗和人参全灭绝了，没办法想出了贩鸦片的招数，后来华人在美国种植所谓花旗参，专卖给亚洲人的。辣木和这俩货排在一起，能有什么好？

辣木原产于印度，现在在世界不少地方有种

植。网上宣传辣木的那些软文或者广告都会提到这东西历史悠久，有4000年的使用历史，但这个历史是食用的历史，因为辣木是耐干旱的热带作物，而且生长快，可以作为食物来源之一。至于它的药用历史，则和很多植物一样，被古人用来治病，不是因为它有疗效，而是在传统医学的年代，但凡常见的植物，都会被试着用在治疗疾病上，管不管用就另说了。这么一追溯，有史以来，辣木的叶子和籽等被用来治疗过很多疾病，初看起来甚有魔力，恨不得包治百病，您仔细一琢磨，还不是因为没有有效的药物，就这么胡乱对付着。

那些软文和广告提到现代医学对于辣木的研究时是这么说的，现代医学刚刚认识到辣木的重要性。这是很多草药草方的春秋写法，为什么刚刚认识到呀？是因为找不出来多少关于辣木的研究。那为什么没什么人研究？不是因为科学家们和药厂有眼无珠，是因为研究不出个所以然来，就不再花冤枉钱了。

辣木的第一个本事是含抗氧化物，抗氧化物是个植物都有，抗氧化物本身到底有没有健康效果还未确定，就更不要说辣木的抗氧化物了，而且辣木补充剂里面抗氧化物的含量很低。其次是有一项研究发现有抗炎效果，只是小型动物实验，另外有一项小型动物实验发现能降血糖，这两项试验都没有下文了，说明搞不下去了，结果被商家用来大做文章。至于辣木抗癌说，则毫无证据。至于辣木能治糖尿病，是在降血糖那个小型动物实验的结果上吹出来了，绝对不可信。

即便退一万步，辣木的人体试验证实了真的有那么点降血糖效果，就真是个灵药吗？降糖药那么多而且很成熟，二甲双胍就是从植物中提取出来的，辣木之所以没有后续的降血糖研究，就是因为没谱，否则肯定会有药厂跟进的。即便真有，或者降糖效果不好，或者毒性太大。我们又不是没有降糖药，为什么非得拼命去找？新药必须比现有的药好才值得开发，这是那些软文或者广告刻意遮掩的一个事实。

具体到辣木籽，据说能降血压、降胆固醇、降血糖，这里面只有上面说的降血压有相关实验，还没有下文；此外还能促进睡眠、提供能量，这两点听着就相互矛盾；还有助于减缓皮肤衰老，这是从抗氧化物的角度推论出来的；就一点靠谱，膳食纤维高，可是只要是个蔬菜都有这个特性。

辣木吃起来就跟小萝卜似的，辣木的叶子和籽还算健康，但其根和辣木提取液则有可能有副作用，用甲醇提取的辣木叶提取液有遗传毒性，用水提取的则没有，也可能是什么都没提取出来。

辣木籽当个食物吃吃也就罢了，为了治病或者防病而吃，就期望过高了。

44 微波炉值得您操心吗？

微波炉是科技进步的一个象征，也是很多人所顾虑的。微波炉对人体有害的说法此起彼伏，有人用微波炉时要站在几米开外，有人干脆逃出房间，还有人索性不用，这些人中不乏专业人士，比如我身边就有这样的人，还是医学院出身。

旧东西您再怎么说有害他也不怕，新东西您再怎么说安全他也不信，这就是人性的"闪光点"。

微波炉有没有问题或者害处？

有！微波炉热完食物如果处理不当的话，会引起烫伤。但是，您用煤气炉、电热炉、蜂窝煤炉子或者小灶等加热的食物如果处理不当的话，也都会引起烫伤，这是加热食物后怎么端、如何放、要不要学和尚们佛祖在心中喉咙不怕烫地喝进去的事，不是微波炉所独有的。

因此，使用微波炉应该意识到这和用煤气炉、电热炉一样，凉的或者室温的时候在里面转几分钟就达到烫伤你的程度，不像用煤气炉、电热炉热起来那么费劲。

用微波炉处理食物的时候，一些营养成分会分解，比如维生素C，但用其他烹饪工具也一样，也不是微波炉所独有的，只要加热，就会有这样的结果。而且微波炉加热的时间短，相比之下营养保存得更好。和用水煮蔬菜相比，微波炉加热在营养上会更好。

烹饪的原则是加热时间短而且少用汤水，这一点上微波炉是理想的烹饪工具，完胜其他烹饪工具。

对微波炉安全的顾虑是微波本身，人们一听到射线呀辐射呀就自觉地让意识穿越到1945年8月初的长崎和广岛了，尤其是孕妇，咱家孩子可不能接受辐射。她们就没想到人生活在这个星球上是避不开射线的，有的是纯天然辐射，真要怕出生缺陷，首先得补叶酸。

微波炉的设计是只有关上门才工作，只有很少的射线能漏出来。

即便漏出来了进入人体也不怕，微波炉的射线属于非电离辐射，就是说其能量可以让物质在细胞内移动但不能改变细胞的化学结构。微波、紫外线、电磁场、手机辐射、电波都属于非电离辐射，目前只有紫外线能够导致皮肤癌，此外没有发现非电离辐射的其他健康危害。

根据现有的研究证据，绝大多数专家认为微波炉的能量不足以损伤DNA，对于食物也仅仅是加热，不会导致食物出现某种恶性的变化，更不会因为吃了微波炉加热过的食物而长癌。目前对接触低水平的微波的研究还在继续进行，这种研究有很大难度，因为很难模拟出人体接受微波的情况。

中国家庭使用微波炉的频率并不高，大多数人家只是热热饭菜，我就教了好多人如何使用微波炉做鸡蛋羹、烤红薯、烤老玉米，中国家庭并不像西方国家那样用微波炉来烹饪，所以更不值得担忧。

微波炉要正确使用，一旦发现门的密封不好，就要修理或者干脆换一个。

45 不粘锅涂层的安全问题

不粘锅是当代人的大爱，易清洗、用油少、受热均匀而且还轻，犯不着为了拎着个炒菜锅先得练成女汉子。

但是，不粘锅的那层让食物粘不上的涂层一直让人放心不下，经常冒出不粘锅涂层不安全的传言。虽然面对食品行业安全堪忧的大环境，咱中国人越来越淡定，可一旦怀上了宝宝的时候，就多了诸多禁忌：虎老师，怀孕那几天用不粘锅炒了几回菜，这孩子能要吗？

说句掏心窝子的话，在中国的种种吃的问题中，您家里那口不粘锅排不到前头去。

说归说，不粘锅涂层的安全问题还是要探讨一下。

对于不粘锅涂层的安全顾虑是当高温的时候（260 摄氏度以上时），含氟聚合物会分解并释放出小化学物，含氟聚合物正是不粘锅之所以不粘的原因。如果烹饪温度能够控制在 260 摄氏度以下，就相当安全了。但是，就中国人的烹饪习惯，维持在这个温度下很难。

如果温度再高的话，到了 360 摄氏度，不粘锅有可能释放六种有毒气体，其中两种有致癌性，但前提是吸入足够的量，就家庭炒菜的水平，吸入致癌水平的量很难实现。

还有一个问题是不粘锅的涂层破了，小碎片进入食物，被人们吃进去。这种情况一般来说属于吃窝头拉棒子面粥的情况，怎么吃进去就怎么拉出来，不会被身体吸收。

剩下的问题就是全氟辛酸（perfluorooctanoic acid，PFOA），这是含氟聚合物加工时所用的化学物。对美国西弗吉尼亚州暴露于工业生产所产生的 PFOA 人群的调查发现，暴露于 PFOA 与睾丸癌和肾癌、肝功能异常、甲状腺功能异常、激素变化、溃疡性结肠炎、肥胖、高胆固醇、出生体重低等有相关性。

PFOA 不仅存在于不粘锅的涂层里，地毯、装饰品、纺织品和衣服等物所含的 PFOA 要远高于不粘锅，因此从不粘锅吸收的 PFOA 的量相比这些东西要少得多。

目前，杜邦等厂商开始生产无 PFOA 的不粘锅，但是那些替代物是否安全还未可知。而且这是美国的情况，其他国家包括中国，PFOA 的使用依然很普遍。

怎么办？

首先，要安全使用不粘锅。一是不要预热，试验发现预热时温度很容易超过 260 摄氏度，即便加了油，也有可能在 2~3 分钟内达到这个温度。二是避免高温烹饪，用中等温度就可以了。其实这正符合饮食健康的原则，在饮食上不要每种食物都高温油炸。

其次，不粘锅有破损的话要换一个，尤其是电饭锅，因为清洗和勺子刮，很容易破损，我家的电饭锅每年换个新的。有专家呼吁不要买新的不粘餐具，这样用需求打击供给，对于这种建议，我给个差评。

第三，选择重的不粘锅，因为轻的不粘锅温度上升得快。

第四，保持厨房通风。

最后就是不用不粘锅，铁的、玻璃的、瓷的、不锈钢的都可以。但是那些东西未必比不粘锅安全。

至于市场上那些宣传无 PFOA 的不粘锅，只能说不可全信。

46 铝超标有何危害?

前一阵收到私信,"*最近孩子幼儿园查出包子铝超标,应该做些什么检查? 有什么危害?*"

前几天有报道,"人造海蜇丝"中铝含量超标严重,吃多变痴呆。

铝在地壳元素丰度排在第三位,仅次于氧和硅,占 8%,这样在水源和食物中都带有微量的铝。19世纪化学工业兴起后,铝被广泛用于食品添加剂和餐具,人们从此多吸收了很多的铝。铝并不是人体所必需的元素,但人体对环境中的铝是有一定的耐受能力的,微量的铝对人体是无害的,但长期积累则有可能对人体有害。

铝从哪里来?

餐具一度大多数为铝制的,铝作为餐具有两点好处,一是耐高温,二是受热均匀,食物得以均匀受热。但是会导致铝在烹饪过程中进入食物,做一次饭会因此吃进去 1~2 毫克铝,尤其是烹饪含酸的食物比如水果、西红柿和红酒时,脱落的铝会多一些。如果用金属铲子会刮掉一些铝,如果铝锅的质量不好,脱落的铝会更多。可以采取的办法是不用铝锅,或者用阳极处理铝锅,用塑料或者木铲(勺)。

一些食物中铝的含量相对较高,比如发酵粉、加工奶酪、酸黄瓜等,文章开始说的人造海蜇丝也属于这类食物,要尽量少吃或者不吃。至于包子含铝高则是不应该,属于人为的因素。

一般来说,从食物中摄取的铝会多于从铝锅摄取的铝。

吃铝会吃傻吗?

铝餐具倒霉是从 20 世纪 70 年代加拿大的一篇研究开始,这篇研究发现阿尔茨海默病患者脑部铝的水平大大高于正常人,因此推断是铝导致阿尔茨海默病。后来在动物实验中发现铝会导致神经元变性。这样一来,闻铝色变,大家纷纷舍弃铝锅。

吃铝会变傻似乎成了既成事实,然而进一步研究,发现老年人脑部铝水平都高,说明这种高水平是和年龄有关。还有的研究发现是因为阿尔茨海默病才导致脑部高铝。至于动物实验,那是将铝直接注射进脑子里,而且所引起的神经元变性和阿尔茨海默病的情况是不同的。

至今为止,对于阿尔茨海默病的病因还不清楚,铝与阿尔茨海默病的关联不成立。

铝中毒

世界卫生组织建议的摄入铝的安全积累为 65 毫克，如果摄入了高水平的铝，有可能导致中毒，出现神志不清、骨骼疼痛、发育缓慢、语言障碍、癫痫等问题，还有可能出现肺部症状、神经系统症状、贫血、铁吸收障碍等并发症。

铝中毒是因为吃了含铝高的饮食、在工作场所吸入大量铝，生活在生产铝的厂矿附近、废品垃圾站附近、天然高铝的地区。肾脏不好的人容易铝中毒。药物中止汗剂、抗酸剂含铝高。

回答幼儿园包子铝超标应该做什么检查的问题，可以做血液检查，但血液的铝水平并不能说明问题，还需要进一步检测。

47 莫让美食背黑锅

节日里有一个永恒的话题：减肥。

2016 年 9 月发表的一项研究，于 2012 年至 2013 年之间在美国、德国和日本对将近 3000 人进行了 12 个月的体重跟踪，发现了一个共性：在圣诞节期间体重增加。圣诞之后的第 10 天测量体重，和圣诞节 10 天前的体重相比，增加了 0.6%，美国人在圣诞和新年期间体重平均增加了 0.6 千克。

更值得注意的是，到了第二年夏天，这些增加的体重只有半数被减掉了。也就是说，人们一年胖过一年，很大程度是因为过节的时候长的膘。

为什么过节会长膘？

英国的研究发现圣诞节那天人们会吃 6000 千

卡热量的食物，是平常的 3 倍。

　　增肥主要因为吃得多，加上少动，因此减肥就要少吃，加上多动。但是美食的诱惑是很难抵挡的，不要说节假日是吃货们放任自流的日子，平常日子里美食的诱惑也无处不在，于是很多人把胖的责任归罪于美食，很久以来，美食导致多吃，进而导致体重增加，已经成了定论。

　　从另一个角度，健康人士往往对美食为畏之如虎（用一下成语呀，这个虎不是虎老师的虎），生怕美食坏了自己的修行。于是，美食与健康成了仇人。

　　人生呀，如此之不能两全。

　　我们常常在感叹了之后，该健康的健康去，该吃货的吃货去，但美国费城的莫耐尔化学感官中心的一位生理心理学家则不甘心，凭什么呀？真的是美食让人增肥吗？

　　他设计了一个动物实验，结果出来后赶在 2016 年圣诞节前发表了。

　　这个实验的第一期是测试小鼠是否偏爱高糖或高脂肪但营养价值低的食物，他们改变了以往动物实验那种只给小鼠一种食物的办法，而是让小鼠在正常食物、含人工甜味剂或者矿物油但不含热量的食物之间选择。正如所料，小鼠偏爱含糖或者含油的无营养食物。

　　爱美食不仅是人类的共性，也是动物界的共性。

这个实验的第二期是将小鼠分三组，分别给予正常食物、加了人工甜味剂的食物、加了矿物油的食物，6 周以后，发现这三组在体重上没有区别，说明美食并不会导致多吃。

这个实验的第三期是喂保证让小鼠变成肥胖症的高脂肪食物，并在食物中加人工甜味剂，让食物更美味，发现这样并不会导致小鼠多吃，甚至所导致的体重增长和脂肪堆积比不加人工甜味剂的那组稍少。

这项研究质疑了美食不健康的固有观点，认为美食本身对肥胖没有影响，味道只是在吃的时候决定我们吃什么的选择，并不决定我们长期性地吃多少。

这个研究让虎老师扬眉吐气，知我者，小鼠也。

虎老师一贴家里饭菜的照片，总有人说看着难以下咽，这东西怎么吃呀？

怎么吃？虎老师觉得挺好吃，挺有食欲，难道我太与众不同了？老婆从前也是无肉不欢的，这么些年吃这种饮食也没见她腻过，而且也吃得很香。还有儿子这两年也算走南闯北，乱七八糟的在外面没少吃，回到家也吃得很起劲，今天还埋怨他爸他妈做的饭太好吃了，他都胖了。难道这一家子都是另类？

上面说的那个研究说明的就是虎老师一贯说的，不是因为美味食物的诱惑挡不住，而是因为很多人吃上瘾了，由于各种原因吃得太多，这一点不能怪美食，而是你们自己的原因。

都有什么原因？

好吃不等于吃一缸，品尝美食并不等于次次吃到快撑爆的程度，在饮食上要能够浅尝辄止，一吃起来就刹不住是很多人体重渐长的原因之一。不住口地吃，不是因为美食，而是因为吃成了上瘾。

2016 年早些时候的研究发现，盐可以让人过量摄取脂肪，进而导致肥胖，这就是重口味的根源，是很多人体重渐长的又一个原因。重口味是饮食结构的"摇头丸"。

喜欢美食是人类的天性，健康的食物一样能够味美。从另一方面讲，如果敞开了吃的话，再健康的食物也会垃圾化。

吃得健康，不是要从此啃草根吃树皮。要先从饮食习惯入手，把重口味改了，把饮食结构改了，把潜意识中重盐、重油为美食的错误概念纠正了，然后你对什么是美食的感觉就不一样了。

再然后，就是虎老师反复强调的八字真言了。

少吃几口，天长地久。

2017 年，让我们健康地享受美食吧。

4 8 　减肥要怎么吃？

　　减肥是时代潮流，原因一是我们现在以瘦为美，二是普遍肥胖。全民减肥的一大问题是很多人不知道什么叫作减肥。名人为了出镜而快速狂减那种情况不叫减肥，而是人怕出名猪怕壮。减肥说的是长期效果，火速减去几斤、十几斤甚至几十斤不难，难的是稳定，不要说一年以后吧，起码 6 个月以后，看看减去的肉是不是又长回来了。

指标与体重

　　就拿锻炼减肥来说吧，一开始锻炼效果很好，膘刷刷狂掉，可是过了一段时间，无论你怎么疯狂锻炼，就是减不下去，甚至还长回来了。再提高锻炼强度可就超过修建金字塔的奴隶们的体力支出了，为什么呀？

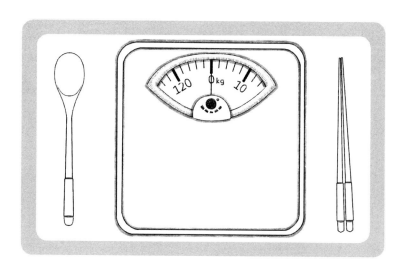

　　最近有一篇论文探讨的正是这个问题，论文的作者研究的对象是坦桑尼亚北部的哈扎人，发现哈扎人每天体力活动量极大，但是他们的能量支出和多坐少动的欧美人差不多。为了解释这种奇怪的现象，他们计算了300多名男女一周的能量支出和活动水平，发现中度活动者比活动较少的人能量多支出200千卡，但是活动更剧烈的人则不会有更多的能量支出。

　　这项研究揭示锻炼引起的能量支出可能有个临界点，之后身体就会适应了。这从逻辑上说得过去，如果一直呈正比的话，远古时人类在大活动量的情况下可就吃不消了。所以单靠锻炼是无法达到减肥的目的。不过锻炼并不是只为了减肥，锻炼对身体有很多好处，即便减不下去，也要坚持锻炼。

　　不靠狂炼，就靠吃吧。2015年发表的一篇论文来自哈佛大学的护士健康研究，对13万多人跟踪了24年，发现每天多吃一份水果能累积减少体重0.24千克，每天多吃一份蔬菜能减少体重0.11千克。有助减肥的蔬菜是高纤维、低 GI 的，比如花椰菜、抱子甘蓝和菜花，水果是莓类、苹果和梨子。咱们中国人吃的大豆和豆制品是属于高纤维低 GI 的。

但是多吃低纤维、高 GI 的蔬菜比如胡萝卜、圆白菜则会导致体重增加，吃淀粉类蔬菜比如玉米、豆类和土豆也会导致体重增加。这些蔬菜尽管有可能导致体重增加，但也能够提供必需的营养成分，比如钾、维生素 C、维生素 B_6、铁、蛋白等，该吃还得吃，只是不能多吃。

这项研究说的是减肥不能泛泛地吃水果蔬菜，而是要吃高纤维低 GI 类，奔着糖尿病饮食去了。

刚刚发表的另外一篇论文是来自同一项研究的结果，包括了对 12 万多人的长期跟踪。发现多吃类黄酮有助减肥，每天多吃 10 毫克花青素、138 毫克类黄酮聚合物、7 毫克黄烷醇会导致 4 年内少增加体重 100 克。听起来没有多少，但几十年下来，加起来就多了。

这项研究可能给花青素等打一剂强心针，以前一直用抗氧化做招牌，这回傍上减肥这个大款了，又能够得意了。这项研究的结果不是让人多吃花青素等类黄酮，而是多吃富含这些类黄酮的水果蔬菜，其实是因为这些水果蔬菜的作用，就像前几天推送的《彩虹一碟》里面提到的，富含花青素的红色、紫色、蓝色和黑色的水果蔬菜是健康食物。

文献看下来，对减肥有了什么新的认识？

不能光靠运动，要和健康的饮食习惯相结合。在少吃的同时改变饮食习惯，既要在饮食结构中多吃水果蔬菜，同时也要吃有助于减肥的水果蔬菜。

女人减肥难

看了中学同学聚会的照片,女同学体型都还可以,男同学嘛,你们怎么胖成这样呀?

女人是减肥的主力，在减肥上花的力气和毅力可以再修一座长城，但是减肥的难度越来越大。对于男人来说，减肥的关键是行动，对于女人来说，减肥的关键则是难度。

减起肥来，女人难于男人，最近一篇论文对此给出了解释。这项研究是美国和英国科学家在缺乏阿黑皮素原（proopiomelanocortin，POMC）的肥胖症小鼠模型上做的实验，POMC 调控食欲、能量支出、生理活动和总体重，因此成为肥胖症药物的目标。研究人员给小鼠氯卡色林以增加 POMC 合成，发现雄性肥胖症小鼠服药后体重恢复正常，雌性肥胖症小鼠也减了肥，但体重还处于肥胖症水平。

研究人员进一步发现，POMC 对雄性小鼠和雌性小鼠效果不同，氯卡色林在小鼠身上都能减少食欲，但只能帮助雄性小鼠提高能量消耗和增加生理活动。这种性别上的激素作用不同如果能够在人体上证明的话，就有可能分别做出男用肥胖症药物和女用肥胖症药物。

女人减肥难，不减肥也难。根据 BMI 来计算，BMI 在 25~29 之间属于超重，30 以上算肥胖。女人超重，男人也超重，但此超重和彼超重的花销不同。美国有专家根据误工、生病、医疗支出等方面进行了计算，得出超重女性比体重正常的女性每年多花 524 美元，超重男性比体重正常的男性每年多花 432 美元的结论。

对女人不公平吧，看看肥胖。肥胖的女性比体重正常的女性每年多花 4879 美元，肥胖的男性比体重正常的男性每年多花 2646 美元。女人真是胖不起呀，如果加上失去的寿命的话，这两个数分别为 8365 美元和 6518 美元，差距没那么明显，不管怎么说，胖是一件很费钱的事。

胖不起，可是减肥不容易，怎么办？

美国还有一项对于低收入年轻女性的调查，发现超重的女性中有四分之一认为自己体重正常，而体重正常的女性中有六分之一认为自己超重。这两个极端的种族比例正好相反，超重者自认体重正常的人中黑人比白人多一倍。体重正常者认为体重超重的人中白人比黑人多一倍多。

掩耳盗铃并非没有道理，澳大利亚的一项包括 20 多万人的调查发现，对于 65 岁以上的老年人来说，BMI 在 27.5 左右死亡的风险最低。

到底听谁的？

最近一项研究是这样认为的，不应该用 BMI 来判断是否健康，认为 BMI 这个指标错误地将 7500 万美国人贴上了健康或者不健康的标签。瘦人中有 30% 是不健康的，胖人中也有不少是健康的，包括 BMI 超过 35 的巨胖，居然有 15% 是健康的。

应该看什么？

各项指标。血压、三酰甘油、胆固醇、血糖、胰岛素抗性、C-反应蛋白等，这些指标也许比体重更能反映一个人的健康程度。

女人怎么办？

最好能够既关心自己的指标，又关心自己的体重，但是不要一味地向白骨精看齐。

肥胖时代

前一阵有一篇论文对过去 40 年全球范围内体重资料变化的趋势进行了分析，结论是肥胖的人数超过了体重过轻的人数。这个星球不仅人类在数量上不断增多，在平均体重上也不断上升，这两个上升的趋势使得人类对于地球来说，彻底地恶性肿瘤化了。

为什么出现这种情况？不仅仅是因为很多人多吃少动，人类饮食结构的改变更重要，高能量的加工食品改变了这几代人，如果这种趋势继续下去，也许会导致人类机能的改变。饮食习惯在人类历史上一直是进化的一大动力，因为人类为了生存，必须适应环境所能提供的食物，有什么吃什么。

最近一次这样的进化发生在尼安德特人身上，研究发现我们的祖先和已经灭绝的尼安德特人之间是有性接触的，引起许多风花雪月的遐想，其实那年月大家都很野蛮，裹个兽皮、浑身臭烘烘的，见面主要靠吼，两性那点事动物本能的成分不小。

从外表上，和我们相比，尼安德特人矮而粗壮，肋骨和骨盆都宽。一篇新式考古论文则从内脏上进行了研究。在我们的饮食结构中，蛋白质占30%，其余靠脂肪和碳水化合物，这是因为人类将蛋白质转化成能量的能力有限。但是尼安德特人饮食中蛋白质占的比重高多了，这是因为他们所生活的欧洲正值冰河期，气候太冷，能吃的主要是野兽，所以他们的饮食结构中74%~85%来自动物。时间一长，尼安德特人的消化系统发生了变化，以适合这样的高蛋白饮食结构。这样的适应环境的进化是否是导致尼安德特人灭绝的原因之一吗？

胖人有两种，一种是苹果，一种是梨子，这是从体型上分，苹果体型的脂肪都堆积在肚子上，腰围很大，梨子体型的脂肪都堆积在屁股上，细腰丰臀。这两种体型相比，苹果体型更危险，和高血压、高血糖、高胆固醇和心脏病有关。最近有一项研究进一步证明，腰肥会增加心脏病的风险，减少腰围可以减少心脏病的风险。胖人如果无法减肥，退而求其次，要减少自己的腰围。对于没有到肥胖症的人们，关心体重计上的数字，不如关心自己的裤腰，要衣带渐宽终不悔。

食物的诱惑对于很多人来说是很难抵挡的，节食难，减肥药物又弊多于利，怎么办？

最近在减肥药物上出现了曙光，这一次是被称为"爱之激素"的催产素。催产素在性爱、生产和哺乳中起作用，此外还控制食物摄取和体重。一项小型随机双盲试验证明催产素喷鼻剂能够减少冲动，这样一来人的自我控制能力得到提高，吃的就会少。

这项研究的问题只在男性身上进行了试验，按理说男女应该差不多，但也不排除有差别。欧洲 2016 年的研究也发现使用催产素喷鼻剂可以减少热量摄入。和其他减肥药相比，催产素副作用相对小多了。

控制体重要马上着手，不要等到得了肥胖症才后悔，现在就行动吧。

预防肿瘤，减肥吧

某天太太传达，据她手下的实验员说，美国的医生护士很成问题。那女孩子的父亲做腹部手术，手术过程中听到医生和护士一起嘲笑他：这个死胖子一肚子的脂肪这手术没法做了……

在美国拔个牙都可以全麻，肚子开刀居然局麻？夫妻二人这么一分析，认定那女孩子他爹知道自己胖不招人待见，全麻后出现了幻觉。医生护士真敢当着清醒的患者这么说，这不是自找官司吗？

肥胖是全球性的流行病，美国好歹处于稳定阶段，中国则处于追赶国际先进肥胖水平的上升阶段。美国虽然稳定了，但胖子群体已经形成了。关于肥胖对健康的影响，在心脏病、脑卒中、糖尿病上已经很受重视，但其对肿瘤的影响，还需要进一步宣传。

根据美国国立癌症研究所的预测，到 2030 年，也就是 15 年间，如果美国人的肥胖状况再这么下去的话，会多出 50 万肿瘤患者，在不远的将来，肥胖会成为美国人患癌排名第一的危险因素，降低吸烟率和肿瘤早期诊断技术的不断改进等肿瘤预防措施产生的效果，很可能被肥胖抹杀。如果每个美国人减肥 1 千克，就可以减少 10 万例肿瘤。

全民减肥，预防肿瘤。

肥胖并不一定得肿瘤，体重正常也不保证不得肿瘤，因为有很大比例肿瘤是无法预防的，还有不少肿瘤和肥胖的关联性不高或者无关联，但是，维持正常的体重是预防肿瘤的办法之一，可以减少患肿瘤的风险。

除了预防肿瘤之外，减肥还有助于早期发现肿瘤。肥胖者会感到疼痛，激素水平不正常，因此会掩盖一些肿瘤的早期迹象，影响肿瘤的早期诊断。由于脂肪过多，医生也许无法发现体积比较小的肿瘤，手术的时候胖子出现并发症的概率高，术后恢复的效果也不好。

已知和肥胖有关的肿瘤包括乳腺癌、结直肠癌、子宫癌、肾癌、食管癌、胰腺癌、子宫内膜癌、甲状腺癌、胆囊癌等。这其中有三种是女性肿瘤，这是因为脂肪组织会产生过量雌激素，因此女性更要注意控制体重。

肥胖者血液中会有过量的胰岛素和胰岛素样生长因子-1，会刺激一些肿瘤的发展。脂肪细胞还会产生其他激素比如脂肪素，刺激或抑制细胞生长，脂肪细胞还会直接或间接地影响肿瘤生长调节剂，肥胖者通常有慢性低水平炎症，也会增加患癌的风险。

就拿最近很受关注的乳腺癌来说，很多研究发现肥胖会增加更年期后乳腺癌的风险。流行病学研究发现女性在 18 岁到60 岁之间的体重增加与更年期后乳腺癌相关性更强，也就是说女性在成年后要一直注意控制体重，直到更年期之后。

于己方便，与人方便，窈窕淑女，君子好逑。即便在水一方，看着也赏心悦目。美好的生活，就是茫茫人海，与美女相遇，笑容相对，哪怕她不理睬你。

真正的美女是不会这么粗鲁地对待向自己微笑的人的，尤其是身材标致的男人，减肥吧，好色的男人们。

这种患乳腺癌风险是和脂肪组织分泌出过多的雌激素有关，即便不肥胖，更年期之后也要小心雌激素，包括植物雌激素。

肥胖者被诊断出乳腺癌后，如果处于更年期之前，死亡的概率高 75%，如果是更年期后，死亡的概率高 34%，所以自己胖、家人胖，不管到没到更年期，是女的就要减肥。

肥胖女性不管到没到更年期，患子宫内膜癌的风险是体重正常者的 2~4 倍。

结直肠癌与肥胖的相关性则主要见于男性，尤其是大腹便便者和结肠癌的相关性非常强，男人们看看自己的肚子，尽快把肚子上那一圈"救生圈"减下去。

无论男女，肥胖和肾细胞癌的相关性都很强，患食管腺癌的概率高 1 倍。

这是几种和肥胖相关性很强的肿瘤，上面还提到了其他肥胖和肿瘤相关性不强的肿瘤，虽然相关性不强，其相关性是确实存在的。

减肥是预防肿瘤的有效方法之一，体重超标的人们，减肥吧。

节后减肥

康奈尔大学的研究人员 2014 年 12 月发表了一篇文章，发现在节日期间美国人平均增加的体重并不多，还不到 1 磅，但这 1 磅不到并非临时增重，而是会贴在身上许多年，正是因为每年过节增加一两磅的，年复一年，导致渐进性肥胖，积少成多，瘦人成了胖子。

节日期间减肥是不现实的，普天同庆，您过于自律，可能就抑郁了，即便很有毅力的，由于客观原因，也做不到。我们社区的健身房几年前曾开展了一个节日减肥竞赛，参加者每人交 5 美元，感恩节之前测体重，新年后再测体重，体重减少最多者获胜，拿走大家的参赛费。

特健康的活动吧，总共才十几号人参加，因为节日里下决心减肥的都算怪物了，最后获胜者的成绩是 0，也就是一斤不多一斤不少，其余的人尽管在节假日期间坚持锻炼，还是增肥了。于是那不到一百块就归了没有增肥也没有减肥的获胜者，也就是虎老师。虎老师那个节日期间真是天天锻炼、尽可能少吃，就这样也只能保持不增肥。

没办法，过节期间吃喝的机会太多，吃的东西也放开了，所以要在节后再考虑减肥的计划。

节后减肥的关键是什么？

过节时喂猪，节后就要放羊了，关键是少吃。很多人都认为自己过完节就吃得少了，但根据上面说的那个研究的结果，根本不是那么回事。研究人员跟踪了几百个家庭的食品采购情况，发现节后确实大家多购买健康食物，但垃圾食物的购买量并没有减少，过节期间每次采购比节前多了 389 卡能量，过节之后每次采购比节前多了 793 卡能量。

不从热量上限制，多吃健康食物是不能减肥的。所以立志把过节期间增加的体重减下来的人要认真审视一下，是不是真正做到了减少食量。虎老师昨天发一碟子寿司当晚饭,今天贴一盘草莓是晚餐,意思就是要真正做到少吃。

节后减肥也不要操之过急,尽管可能裤子都快穿不进去了,还要循序渐进。有一位朋友过完节的计划是参加训练,争取跑半程马拉松,结果训练了没多久,跑完了严重气短,赶紧打住。减肥计划要靠谱,胖子不是一口吃出来的,也不是不吃一口就瘦下去的。

其实,最适宜的计划是过完节恢复到节前的情况,如果你平时生活习惯很健康的话,节前怎么吃怎么锻炼,节后就那么吃那么锻炼,把过节期间养成的不良习惯改正了,这样经过一段时间,你的体重就会恢复原样了。不要太着急,最迟在下次过节之前恢复原样就是了。那些快速节后减肥的招数大可不必相信,过完了节,没有必要马上给自己上紧了弦。

以前生活和饮食习惯不健康的人正好借着这个机会检讨一下,能改正几条是几条,今年改几条明年再改几条,几年下来就瘦成了条。

过节增肥除了吃这条之外还有睡,过节期间睡眠减少也是体重增加的一个因素,因此过完节要补觉,然后早睡早起,每天睡够七个小时。

过节后照镜子了吗?量体重了吗?没敢照、没敢量的别不好意思,慢慢来,从今天做起。

49 吃面条减肥？

这几天朋友圈里全是战略家、军事家，我劝他们，天天打这个灭那个的，目标太长远了吧？还是来点实际的近期目标，比如减减肥，您说挺个大肚子能打谁呀？

减肥，怎么减？

《Nutrition & Diabetes》(《营养与减肥》) 上的一篇论文上了晚间新闻了，哪儿吸引人了？吃面条减肥！

这篇论文对两个长期流行病学调查的 23 000 多人的资料进行了总结，发现吃意大利面条和体质指数（BMI）呈负相关，就是说多吃面条的人体重低。为什么选意大利面条？是因为这两项研究是在意大利做的。

电视里在喊吃面条喽吃面条喽的同时还是很克制的，因为这个论文的结果大有值得商榷之处。

这个论文分析的研究是流行病学观察，在体重检测上并不严谨。更关键的是，它涉及地中海饮食。地中海饮食是吃植物来源的饮食，吃橄榄油和椰子油、每月只吃几次红肉、每周吃两次鸡或鱼，这种饮食被认为是很健康的饮食。一直以来，专家建议减少地中海饮食中意大利面的比例，以减少热量摄入，这个论文的结果不支持这个观点。但这个论文的结论是多吃意大利面条的人就是吃地中海饮食的人，近年来意大利人饮食结构也发生变化，红肉的摄入量增加，换句话说，吃意大利面条少的人，就是那些不再吃地中海饮食，而是吃美式和欧式饮食的人。所以不是意大利面条让人腰细，而是地中海饮食的作用。

不管是谁在起作用，都要适量。意大利面条可以吃，炸酱面、拉面、刀削面也都可以吃，关键在于量，你每次吃几大海碗，肯定虎背熊腰。

很多人吃面条的原因是饿，饿的时候先喝水，这是一个有年头的减肥指南，因为往往是渴了，被误解为饿了。由于食物里含有水分，在吃东西的时候补充了水，但也多摄入了很多热量，同时水分补充得不够，就这样成了恶性循环，导致体重超重和肥胖。饿了先喝水，或者吃含水量大的水果蔬菜，就能控制体重。对于超重和肥胖的人，能够减肥。

道理讲得很清楚，但研究结果不一致，通过补充水分，有些研究发现能减肥，有些研究发现不能减肥反而增肥，为什么会这样？

最近发布在《Annals of Family Medicine》(《家庭用药的年报》)的一篇论文对此的解释是因为现在大多数人体重超重或者肥胖，很多人认为喝水喝够了，其实并没有补足水分，还是经常处于脱水状态。尽管究竟是脱水导致肥胖，还是肥胖导致脱水尚不清楚，但补水控制体重无疑是正确的，不成功的原因是因为太胖，补水补得不够。

不仅渴是缺水的表现，尿的颜色深或者黄也是缺水的表现，经常想吃东西也是。补水最好的办法是喝水，纯的水。其次在饮食结构中，做到大部分是含水量多的水果蔬菜，和上面说的地中海饮食相符。

那么喝粥呢？一碗粥让有些专家夸得能容进宇宙之精华了。会做饭的都清楚，蒸米饭要加多少米？熬粥，很简单的米粥、棒子面粥，应该加多少干货，两者相差多少？同样的容量，喝粥要比吃饭多喝很多水。

最后说说埋线减肥。

很多人埋线不管用，但确实有人管用，为什么？

埋线最大的特点是什么？

疼！

牙疼、拔了牙、各种牙科疼痛治疗经历的人记不记得当时胃口不好？或者身体其他地方疼痛很长时间的人，是不是疼着疼着不知不觉瘦了几斤？

这是因为慢性疼痛会导致食欲下降，但是这种食欲下降不是普遍性的，有的人疼了吃得少了，算疼得其所，有的人疼了照吃不误，算白疼一场。

埋线就是让你疼呀难受得吃不了那么多了，可是就算你属于少数疼得其所的，减了几斤，不埋线了胃口会恢复的，可能吃得更多，体重会反弹的。这种方法不是减肥的长远之计。

到底怎么样才能确保减肥？

有一个段子说得没错，用胶布把嘴巴封上，七天后肯定能减肥。

段子嘛，不要较真，我知道七天不喝水也许会出人命。

减肥说到底，就是少吃。

怎么少吃？

虎老师贴的三餐的照片不少了，先照着虎老师的量吃，定减无疑。

50 吃油炸食物后嗓子疼，不是上火是什么？

不断有人请求：虎老师，写写上火吧，写写上火吧，虎老师。

一直不写上火，是因为这东西就好像家里放杂物的储藏室。您这是什么？它就是装杂物和破烂的储藏室。您还问想知道里面有什么？我得好好想想，有买了就没穿的衣服、穿破了的袜子，有儿时的日记、大学时的情书，可能还有避孕套、避孕药，有喝剩下的酒、过期的饼干，还有什么想不起来了。您刨根问底就要个详细的，我得花时间整理呀，这怎么有几百块钱呀？什么时候藏的怎么忘了？妈呀！窜出一只老鼠。

真事，小时候收拾家里的储藏室，从虾片的盒子里窜出一只大老鼠。

一位朋友说得对，对于上火这种深入人心的民俗兼中医的东西不能回避，所以今天开始就整理上火这个大储藏室，不知道要整理多久，今天解释为什么一吃油炸的东西就嗓子疼。

上面那段话已经解释了为什么不能像有些传统医学的概念那样也给上火一个明确的现代医学解释。有些传统医学的概念针对的是单一症状或者较窄的范畴，因此可以用现代医学的概念套上，尽管这种粗暴的套用引起了很多的混乱，但总算勉强能够解释。而上火这个概念是一个非常笼统的概念，你眼睛红了、流鼻血了是上火，你嘴里溃疡嗓子痛是上火，你身上痒痒长痘痘也是上火，你尿黄便秘又是上火，连着个急发个脾气都算上火，让我怎么套现代医学的概念？就说这有脾气吧，要是更年期引起的现代医学还能解释，那么多无奇不有的上火可怎么解释得了？

在上火这个概念上，可以看到传统医学和现代医学的区别。传统医学就像美国的政党，松散式的来去自由，比如前一阵初选，有的州有个登记程序，事先注册一下，我所在的州没有这个程序，到了投票站，两党的选票只能选一个，选了哪个你现在就是该党党员了，选完后又自由了。有名望的人就要站出来表个态，也不用认同它的纲领，连支持它的总统候选人都不要，只要高喊打倒某某某就成。

现代医学如同中国的政党，有严格的规定，靠信仰，有党纪和严密的组织，入党要申请还有预报期，程序更要走，要在党旗下宣誓。

不强行生硬地解释上火，就是要旗帜鲜明地说这世上从来没有上火这东西，也就不存在去火、败火和泻火。

那么，为什么有的人吃了油炸的东西就嗓子疼？

嗓子疼的主要原因是由病毒和细菌感染所引起的反应，多数是病毒感染。嗓子疼本身不是病而是症状。你问医生要治嗓子疼的药，医生得针对导致嗓子疼的原因加以治疗，大多数情况比如普通感冒靠自愈。如果你正好有呼吸道感染，又吃了油炸的东西，嗓子疼的账很可能被算在油炸食物头上。

我知道，上面这个解释有些牵强，下面还有。

嗓子疼主要是因为咽炎，经常感冒就会导致咽炎好了再犯、犯了再好，如果你经常吃油炸的食物，迟早会赶上。

慢性咽炎的原因之一是过敏引起的血管性水肿和后鼻滴涕对咽喉的刺激。过敏的原因之一是食物。食物中的植物蛋白和动物蛋白是过敏原之一。如果本人属于过敏者的话，饮食中有过敏原就有可能出现嗓子疼。吃油炸食物的同时有可能吃了带有过敏原的其他食物，嗓子就又疼上了。

食物如果太咸和太辣都会刺激嗓子，中国的食物恰恰不缺这两点，也是吃油炸食物后嗓子疼的原因之一。

另外一个原因是吸烟和饮酒，这也是诱发慢性咽炎的因素，尤其烟草中的有毒化学物会直接导致咽喉组织发炎。很多人吃油炸食物的时候又吸烟又喝酒，却把嗓子疼的责任赖在油炸食物上。

空气污染是慢性咽炎的另一个诱因，吃油炸食物往往有烧烤的存在，空气质量极差，加上二手烟的污染，这些都有可能导致嗓子疼。

最后这一点可能占很大比例，就是胃食管反流，有这种情况的人吃完东西胃酸反流，导致咽喉后部发炎。很多人晚饭时大吃大喝，吃完没多久就上床躺着了，这样胃食管反流会很严重，早上起来咽喉刺激，首先想吃了什么，这样就算在油炸食物头上。

油炸食物是不健康的食物，不应该多吃，但原因和所谓的上火无关。

最后重复一句：世上无上火。

51 多喝红酒有助健康?

喝红酒有助于健康,这个说法源于法国悖论(French paradox)。1991 年法国波尔多大学塞尔吉·雷诺德(Serge Renaud)提出,法国人心脏病发病率比美国人的心脏病发病率低,可是法国人饱和脂肪酸摄入量高于美国,这样就和一直认定的饱和脂肪酸摄入量与心脏病的正相关相违背。对法国悖论有多种解释,其中之一是法国人红酒喝得多。

法国人喝红酒的传统是因为当年巴黎的水质太差,喝了会经常生病,人们只能喝相对干净的红酒。法国悖论一出,红酒的健康形象被建立起来了,红酒的销售量也大增。

2003 年,哈佛大学的戴维·辛克莱等人发现红酒中的白藜芦醇(resveratrol)能够延长酵母菌和蚯蚓的寿命,这是一种外芪类化合物,存在于红葡萄的皮和其他水果中，红酒中白藜芦醇的含量在 0.1~14.3 毫克每升。于是白藜芦醇成为新的"仙丹"，辛克莱与人合伙成立 Sirtris 药厂，在此基础上开发长寿药物。很快白藜芦醇成为膳食补充剂和化妆品的一个新宠，美国每年白藜芦醇补充剂销售额达到 3000 万美元，所用的白藜芦醇大多不是来自葡萄，而是日本虎杖这种在很多地方成为危害环境的外来物种的根部。

二十多年过去，法国悖论越发经不起推敲，法国人低心脏病发病率和法国人的饮食习惯相关，尤其他们热量摄入少，而且和中国的情况一样，随着饮食结构的变化，再过一两代这种差别就不存在了，红酒起的因素很微小。

辛克莱则名利双收，2008 年 Sirtris 药厂被葛兰素史克药厂以 7 亿 2 千万美元收购。

但是白藜芦醇已经站稳了，近年来有关白藜芦醇的研究很多，显示白藜芦醇在冠心病、肿瘤、长寿和糖尿病方面有积极的效果。

但是这些研究的背景很不干净。

2012 年，康奈迪克大学经过三年调查，认定该校外科系教授和心血管研究中心主任在白藜芦醇研究上享有盛名的迪帕克·达斯（Dipak Das）捏造和篡改数据 145 起，随即将其开除，4 家杂志撤回其 12 篇论文。达斯共发表 117 篇有关白藜芦醇的论文，里面估计没有多少是真的。这个丑闻对白藜芦醇的研究打击很大。白藜芦醇的很多研究结果相互矛盾，和这家伙的关系很大。

辛克莱等人于 2013 年 3 月在《科学》杂志上发表论文，为白藜芦醇的长效效应找到分子水平的依据，这项研究是 Sirtris 药厂和 NIH 合作的项目，有很强的商业气息。

2014 年发表在《JAMA Internal Medicine》上的一篇研究发现吃富含白藜芦醇饮食的意大利人在癌症、心血管疾病和死亡率上并没有出现下降。

目前白藜芦醇的研究还集中在短期效果上，而且绝大多数是来自体外实验和动物实验。对白藜芦醇的吸收和排泄、其代谢产物以及其对肝的影响还没有足够的了解。从副作用的角度，白藜芦醇有可能是潜在的乳腺癌致癌物，长期使用白藜芦醇存在着风险。

一些人体试验并没有得到较好的结果，2012 年一项对更年期妇女的为期 12 周的实验，发现服用白藜芦醇补充剂并没有增加对胰岛素的敏感性，也没有发现对长寿基因之一 SIRT1 等基因传递信号有所改变。对现有文献的分析，发现并没有足够的证据推荐在膳食之外额外服用白藜芦醇补充剂。

2013 年的一篇论文是观察白藜芦醇对锻炼效果的影响，这是为期 8 周的双盲法实验，结果发现服用白藜芦醇补充剂抵消了锻炼带来的血压降低和胆固醇降低的益处，显示过多服用白藜芦醇很可能给健康带来不利的影响。

就白藜芦醇补充剂本身而言，目前还没有发现严重的副作用，有可能和阿司匹林、布洛芬等合用时增加出血的危险。因为白藜芦醇补充剂是膳食补充剂，并没有剂量上的规定，各种白藜芦醇补充剂剂量不一，在250~500毫克之间，而动物实验中得出有益效果的剂量换算到人体的话，每天至少要吃2克。即便服用极低剂量的白藜芦醇补充剂，也有可能出现腹泻、肌肉痉挛、食欲减退等问题。

那么说就应该多从饮食中摄取，这就是宣传喝红酒益处的一个主要根据。喝红酒关键在于要限量，男人每天一到两杯，女人每天一杯，但很多人做不到限量，而且饮酒会导致多摄入很多热量，如果控制不住的话，就弊大于利。平常不饮酒的人为了白藜芦醇而开始饮酒就更不值得推荐了。

2016年发表的一篇论文通过对意大利人饮食习惯分析，发现吃富含白藜芦醇、巧克力和某些莓类并不能减少肿瘤发病率，也不能降低心血管疾病的病死率。食物中白藜芦醇水平并不能对健康产生影响。

但也不都是负面结果，最近的一项研究发现超重者服用白藜芦醇补充剂可以提高记忆力。

根据目前的研究结果，白藜芦醇对健康的影响还有很多未知之处，不要特意去吃富含白藜芦醇的食物，更不要吃白藜芦醇补充剂，应该把饮食的重点放在均衡和多吃水果蔬菜上。

关于白藜芦醇对皮肤的效果，在实验小鼠身上发现白藜芦醇涂抹在皮肤上能够阻断紫外线，但并没有人体实验的结果。另外一项 2015 年发表的研究发现服用白藜芦醇 60 天之后皮肤的状况有所改善。因此至少可以说没有证据表明在化妆品内添加白藜芦醇能够提供任何对皮肤的保护和保养作用，连吹捧白藜芦醇的专家也不建议直接用在皮肤上。

根据现有的结果，没有必要在白藜芦醇补充剂和白藜芦醇化妆品上花钱，也没有必要为了健康而追求富含白藜芦醇饮食。但还不能彻底否定红酒的健康效果，有的试验发现红酒在某些人身上能够起到抗炎症和保护心脏的效果。因此红酒没有传说的那么健康，但或许有些健康效果，这种健康效果未必是白藜芦醇的作用。只要每天不超过一杯，红酒起码在酒精类饮品中是首选。

52 吃黑米、黑豆、黑芝麻
能让白发变黑吗？

白发对于很多人来说是一个很闹心的事，因为白发是随着年龄的增长而出现的，于是就成了年老的一个标志，您说能不闹心吗？尤其是女人，爱美、怕老，对白发更敏感。

怎么办？拔！

不能拔！隔壁张大妈说白发越拔越多。

这是关于白发的流传最广最久的一个谣言，连美国的白大妈黑大妈们也信。真相是揪白发不会导致头上的白发越来越多，反而会越揪越少，这个少不是说白发越来越少，而是头发越来越少。因为如果毛囊损伤的话，就可能不再长头发。

所以谣言归谣言，但女人们不可揪白发。

那怎么办？吃药，何首乌。

也不成，药的名字是不能治病的，何首乌会导致很严重的肝损伤。

那就吃黑米、黑豆、黑芝麻，吃什么补什么，这样安全吧？

这几样黑东西如果不是吃得太多的话，是很安全的。至于是否能够让白发变黑，首先有一个脑筋急转弯的问题。

相信吃几样黑东西会让头发变黑的，想一想，如果真能够吃黑变黑，难道只有头发变黑吗？就不会到处变黑？到时候头发是黑了，全身也黑了，去非洲都能被当作土著，这样是你们想要的效果吗？

已经吃了的别怕，因为这几样黑东西不会让你们变成黑人，也不会让你们的白发变黑。

黑米、黑豆、黑芝麻这些黑色的食物如果不是染的话，黑色是花青素造成的，黑色素是水溶性色素，随着 pH 值不同而颜色不同，蓝莓、紫薯、黑米等都是因为花青素，还有因为跟花青素的风而出现的黑皮花生。

关于花青素在医学上的效果的说法很多，特别是花青素抗癌效果，使得很多营养学家们言必谈花青素。但是有关花青素医学效果的结果都是在体外实验获得的，目前有几项花青素临床试验正在进行中，还没有任何花青素在人体上有效的结果。

各种食物的花青素组成不一样，某种食物有效不能代表带色的食物都有效。更大的问题是花青素在体内降解得很快，甚至很可能在口腔里就被口腔里的细菌给分解了，根本就不能进入肚子里，还管它有效无效？

头发的本质是白的，使头发有颜色的是黑色素。黑色素在出生前就形成了，有两种黑色素，真黑色素和假黑色素，这两种色素的组合就是世界上各种天生的头发颜色。随着年龄的增长，黑色素合成渐渐减少，这样就无法保证所有的头发都是黑的，于是白发越来越多。

头发细胞会产生过氧化氢，随着年龄增长，细胞降解过氧化氢的能力下降，结果头发就从金黄变成灰白了。

黑色食物的花青素和黑发的黑色素不是一个东西，因此不管吃多少，也不会帮助头发变黑。而且就算真的吃黑色素也不会改变头发的颜色。

白发多少很大程度是遗传的，父母早生华发，儿女也好不了。除了遗传因素外，白头发和人种有关，白人要比亚洲人和黑人头发灰白得早。

有一种说法叫 50-50-50，说的是全球 50% 的人在 50 岁的时候有 50% 的头发灰白，对这种说法，居然有专门的调查，结果发现是不正确的，在 50 岁的时候，全球只有 6%~23% 的人50% 的头发灰白。因此以 50 岁为界，多数人头发还是黑头发占多数。

　　这世界上的人的皮肤有不同的颜色，从浅到深，但头发的颜色和皮肤的颜色是不一致的，为什么有这样一个没什么道理的区别？

　　现有的解释是环境压力导致的进化，人类在非洲时皮肤的颜色是深褐色或者黑色，走出非洲后，由于北半球的日晒远不如非洲，为了保证维生素 D 的合成，这样可以帮助钙吸收，人们的皮肤开始变浅，这样就有了生存优势。结果白种人能多吸收紫外线，代价是皮肤癌。而且因为文明之后不再光着了，为了多吸收紫外线，白人男人到 30 岁就开始谢顶。

　　文艺作品中有很多一夜白头的描写，这是另外一个关于白发的大误解。头发一旦长出来后，颜色是不会变的。但是人们确实观察到有些人短时间内白发越来越多，比如美国总统，比较上任时和卸任时的照片，会发现他们的白发灰发多得不成样子，人们说总统属于压力山大的职业，这类职业让人们头发变白。

　　可惜，压力是不能使得现有的头发变颜色的。但压力对头发变白有影响，压力会使人掉头发，这就是所谓的休止期脱发或者叫压力性脱发。掉了头发还会长出来，但长出的新头发会比原来的头发色素少，甚至灰白。压力不会使现有的头发变色，但对人头发变白是有影响的。

　　头发已经花白，是无法逆转的。能做的是尽可能避免更花白，有宣传吃维生素 B 可以防止白发，其实起关键作用的是维生素 B_{12}，研究发现低维生素 B_{12} 可以导致头发色素减少。另外在动物试验发现泛酸（维生素 B_5）水平低可以使小鼠毛发灰白。因

此保证维生素 B_{12} 和泛酸的摄入是预防白发的办法之一。

有的人在 30 岁以前就有白头发了，有研究发现吸烟与此有关，这又为戒烟和远离烟草提供了一个理由。

说到最后，现在头上的白头发怎么办？最有效的办法是染发。染发不会让白发或者灰发越来越多，当然也不会让白发或者灰发越来越少，只能让我们看起来很美。

53 杂粮粥有那么健康吗?

健康饮食方面有一个潮流,人们在专家的建议下追求食物多样化,具体落实在杂粮粥上,将十几种甚至更多的食物一锅煮了吃,似乎这样就能够达到均衡饮食的效果。这种方法靠谱吗?

饮食健康要遵循四个原则,具体方法是否靠谱要经得起着四大原则的评估。

食量是间房,量力而为

每个人都想住大房子,但大多数人住不起,即便勉强住进去,迟早会还不起房贷。同理,我们每天摄入的热量在考虑到活动量等因素后,也应该有个上限,而且要尽可能少吃。

肥胖症可以被称为 21 世纪的世纪病,其他各种慢性疾病的危险因素都包括肥胖症，控制体重就能够在很大程度上预防各种慢性病。体重控制其实最简单，就是控制热量，制定一个上限，然后尽量少吃，辅以多活动。控制热量摄入不一定保证能够减肥，但可以控制体重的增长，从而获得不可估量的健康效益。

曾经有一些健康专家推出超级健康食物，建议能吃多少就吃多少，这种建议是很不健康的，因为食物健康概念的大前提是不多吃，不管什么食物，吃得过多都不健康。我家经常喝糙米粥，但喝粥是用来替代吃白米饭的，并不是额外多喝一碗粥。喝杂粮粥也是同样的道理，只有用来替代白米粥或白米饭才能获得健康效益，如果在现有饭量之上多喝几碗粥，很可能吃得太多，长此以往就会增加体重。这就如同买家具，家就那么大地方，装满以后只能以新换旧，否则只能换大房子。我们不管吃多么健康的食物，首先要考虑的是用它来替代现有食谱中的哪种食物，而不是额外多吃。

没有量，就没有质

饮食要多样化，许多人对多样化的理解是食物的品种越多越好，这样起到互补有无的效果，杂粮粥就是其典型。

如果看一下国际权威机构的膳食推荐，都是以量为推荐的，比如在水果蔬菜上，或者推荐每天吃 5 份水果蔬菜，或者推荐每天吃 5 份蔬菜 2 份水果，并没有推荐每天要吃多少种多少类水果和蔬菜，至于那些应该什么时候吃的说法就更没有谱了。

人体对营养需求的关键是要吃足够的量，先保证量之后再考虑其他。而许多人恰恰是没有吃够量，因此营养摄入不足，在此基础上追求吃多少种食物，并不能解决营养不足的问题。

这就如同吃饭时点菜和自助餐的区别，点菜就吃有限的几种，每种吃的量很多，点菜相对来说吃的热量不会过多。自助餐吃的品种很多，如果敞开了吃，就要比点菜多摄入很多热量，如果要限制热量摄入的话，每种食物只能吃一点点，真实情况是人们吃自助餐时都会比点菜时多吃很多。

吃杂粮粥这类东西也一样，或者导致热量摄入过多，或者吃得不多，那点量在营养上无济于事。给幼儿吃这种东西就更不妥了，幼儿的食物要尽可能满足他们的营养需求，必须注重在量上面。

提供营养，食物各有专长

我们吃东西的主要目的并非口腹之享，而是为了生存，营养均衡要排在其后，活不下去，还怎么讲究营养？所以才有主食副食之分。主食是能量的主要来源，吸收的是碳水化合物，很多营养成分要靠吃水果蔬菜，这是人体吸收营养的自然途径。

不同的食物也有不同的营养成分，比如红薯，在碳水化合物、膳食纤维、维生素 A 和维生素 C 上都很出色，但有的营养专家建议吃红薯补钙，按红薯的钙含量，达到一天所需的钙量，要吃 7 斤，别的不说，热量就达到 2500 千卡，已经超出多数人每天应该摄入的热量总量。

　　杂粮粥这类东西的问题就在这里，不要指望一碗粥把全天所需的营养都吃进去，维生素和矿物质随便吃点水果蔬菜就补充足了，完全没有必要吊死在杂粮粥这棵树上。还有黑米粥补花青素，且不要说花青素的健康效果尚未有可靠的证据，真的要补，吃点蔬菜就是了，还能够同时补充维生素。

　　我们今天可以买到各种各样的食物，这是得益于食品生产加工，尤其是运输，各地甚至全球的食物可以聚集在一处，如果有钱的话可以买来许多种食物然后一顿吃进去，但这只是近几十年才成为现实的。在人类存在的绝大多数时间内，人们可以选择的食物品种是有限的，动物也一样，只有本地区的食物可供选择。这种有限的选择可以说是一种进化的压力，使得人类能够非常有效地吸收食物的营养，有限的几种食物足矣，并不是非要吃很多种食物来维持生命。

均衡是一段而不是一顿

　　营养要讲究均衡，但并不是一定要每一顿饭都非常均衡。人体对营养的需求并非一顿不吃就不得了了，营养缺乏是一个渐进的过程，这也是人体功能的自然设计，因为在人类存在的绝大多数时间是饥一顿饱一顿的，解决温饱一直是大问题，不要说顿顿营养均衡，连一天三顿都得不到保障，人体必须有忍饥挨饿的存活技能，否则不可能繁衍下来。

　　就拿维生素来说，脂溶性维生素可以储存在体内，用不着天天补充。水溶性维生素虽然需要经常补充，也不到顿顿补充的程度。这就是人体功能的灵活性和适应能力。对人体要从机体的角度看待，而不是从机械的角度看待。在补充营养上，要考虑的是长期的趋势，天长日久地坚持健康饮食，而不是靠一碗粥解决问题。

饮食健康要讲究，但过犹不及，偏离上述几项饮食健康原则，就不能获得健康上的良好效益。杂粮粥就是一个过犹不及的例子，过度追求细节，偏离了饮食健康的大方向。

54

水果蔬菜在健康上
等同吗？

大多数权威膳食指南上都把水果和蔬菜作为一类，强调要多吃水果蔬菜。具体到吃水果还是吃蔬菜并没有特殊要求。那么在对健康的影响上，水果和蔬菜的效果是一样的吗？

从生物学定义上讲，水果可以生食，多汁液，有酸味或甜味的果实，蔬菜是植物的其他部分比如根、茎、叶。但是从烹饪上讲，很多应该定义为水果的东西一直被当作蔬菜，比如茄子、青椒和番茄等，因为这些东西没有其他水果那么甜，主要是做菜而不是用来生食的。这样一来就存在着争议，为此官司一度打到美国最高法院。

1883 年美国通过新税法，对进口蔬菜征税，但进口水果就不用缴税。进口番茄的商人根据生物学定义，声称番茄是水果，不用缴税，海关则从烹任的角度认为番茄是蔬菜，要求他们缴纳税款。这个争议的本质是钱，因此无法协调。海关只好将拒不缴番茄进口税的商人告上法庭。由于双方都很有理，官司就一级一级地一直打到最高法院，最高法院 1893 年做出一纸裁决：番茄是蔬菜。

最高法院的裁决是最终裁决，于是美国官方定义番茄是蔬菜，而民间则认为番茄既是蔬菜也是水果。

蔬菜　　　　　水果

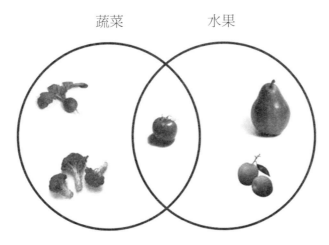

从营养学的角度，水果和蔬菜被划为一类是相对于动物食物而言，因为水果蔬菜所含热量低、膳食纤维高。此外水果蔬菜含有丰富的维生素、矿物质和抗氧化物。因此对于现代人来说，水果蔬菜是非常健康的食物。特别是在今天，大多数人摄入的水果蔬菜量都不够，为此权威机构一直在呼吁多吃水果蔬菜，有助于预防癌症、心血管疾病、高血压和糖尿病等慢性疾病。

水果和蔬菜的不同之处首先在于除了土豆等蔬菜外，水果的热量高于蔬菜的热量，吃水果要比等量的蔬菜摄入热量高。

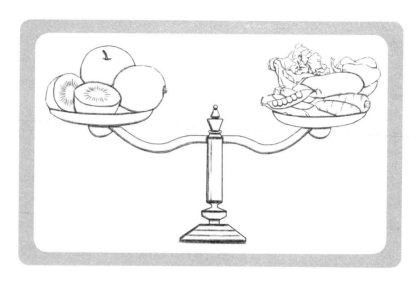

其次是含糖上，水果的含糖量远远高于蔬菜，虽然这些是天然的糖，但终归是碳水化合物，吃水果要比等量的蔬菜多摄入糖，尤其是糖尿病患者要注意。从单位重量所含营养成分上，如果水果和蔬菜各选前五名的话，在膳食纤维、维生素 A、维生素 C、铁、钙等方面，五大蔬菜的均值大大优于五大水果。这些区别是否会体现在对健康的影响上？

近年来少数几项研究对比水果和蔬菜对健康的影响，例如2006 年的一项研究发现 65 岁以上老人每天吃 2.8 份蔬菜会减缓认知能力下降达到 40%，吃水果并没有这个效果，这很可能是蔬菜富含维生素 E 的作用。

发表在《Journal of Epidemiology and Community Health》（《流行病学和社区健康杂志》）上的一项研究得出了蔬菜优于水果的结论。这项研究对参加 2001 年到 2008 年英格兰健康调查的 65 000 多名 35 岁以上的成年人的资料进行分析，英格兰健康调查包括 24 小时期间水果和蔬菜的摄入量一项，以 80 克为 1 份。

被调查者平均每日摄入 3.8 份水果蔬菜，不吸烟的老年妇女摄入量高，多摄入水果蔬菜和低体质指数（BMI）呈正相关。为了排除重症患者的影响，研究人员排除了调查后一年内死亡者的数据。

这项研究证明多吃水果蔬菜可以减少死于癌症、心脏病或其他疾病的风险，而且想达到最佳预防疾病的效果，不能只按权威机构建议的每天吃 5 份水果蔬菜，而是要吃 7 份。每天吃 7 份水果蔬菜的被调查者和每天吃少于 1 份水果蔬菜的被调查者相比，死于各种因素的风险降低 42%。即便吃不到 7 份，每吃 1 份都能够稍稍降低死亡的风险。

再将死因细分，发现多吃蔬菜能够将死于癌症的风险降低 25%，死于心血管疾病的风险则降低 31%。蔬菜对健康的益处超过水果。每份新鲜蔬菜可以降低死亡风险 16%，沙拉可以降低死亡风险 13%，水果则只能降低 4%。

这项研究本身有缺陷，它的数据只来自被调查者一天的蔬菜和水果摄入量，这一天也许不能代表被调查者整体的饮食习惯，人们在这一天里水果蔬菜也许比平时吃得多，也许比平时吃得少。这项研究也没有排除其他因素，比如受调查者的总摄入热量、盐和脂肪的摄入量等，这些因素都会影响到受调查者的死亡风险。因此这项研究只是发现了很强的相关性，并不能证实存在着因果关系。这是膳食研究的一大问题，人们每天吃的食物各种各样，不要说不同的人，连同一个人也不能保证每天或者每个星期吃同样的食物，因此会受很多因素的影响。

虽然存在这些缺陷，这项研究所揭示的相关性被其他研究所证实。比如最近发表的另外一项研究发现在20多岁时每天吃8~9份水果和蔬菜的妇女到40多岁时，动脉粥样硬化的风险会降低40%。

这几项流行病学调查提醒我们，我们每天所吃的水果蔬菜的量和能够为我们的健康提供最大健康帮助的量之间还有不小的差距，很多认为自己吃水果蔬菜吃得足够的人还有进一步努力的余地，还要在自己的饮食结构中再多增加水果蔬菜的比例。

在水果和蔬菜之间，无论从营养成分上看，还是根据流行病学资料，蔬菜都要好于水果。这并不是说今后只吃蔬菜不吃水果，而是说要多吃蔬菜。水果只是植物的果实，蔬菜则包括植物的其他各个部位，从多样化的角度就可以理解为什么蔬菜好于水果。大多数国家的权威机构在膳食指南上认为水果和蔬菜用不着细分，澳大利亚政府则建议5+2，每天吃5份蔬菜2份水果，目前看来澳大利亚的指南更科学。

水果和蔬菜都是健康的食物，应该努力增加它们在膳食结构中的比例，每天尽可能多吃水果和蔬菜。具体到蔬菜还是水果的问题上，努力做到蔬菜和水果达到5∶2的比例，这样才能获得最佳健康效果。